77 ABITUDINI

PER DIMAGRIRE, PERDERE PESO & VIVERE UNA VITA SANA

ROBERTA RICCI

Disclaimer:

Si prega di notare che il contenuto di questo libro è esclusivamente per scopi educativi e di intrattenimento. Ogni misura è stata presa per fornire informazioni accurate, aggiornate e completamente affidabili. Non sono espresse o implicate garanzie di alcun tipo. I lettori riconoscono che il parere dell'autore non è da sostituirsi a quello legale, finanziario, medico o professionale.

Sommario

Introduzione 8

1. Smettere di lamentarsi...9

2. Goal Setting 14

3. Nutrire aspettative realistiche............................ 18

4. Trascorrere più tempo nella natura 20

5. Fare attività fisica 22

6. Muoversi quando possibile 26

7. Leggere, leggere, leggere! 28

8. Non essere vittima delle nuove mode 30

9. Ridurre o eliminare il grano dalla dieta 36

10. Masticare lentamente 38

11. Bere acqua, stop alle bibite gassate! 41

12. Bevande dimagranti al mattino 43

13. Digiunare 24 ore, una volta alla settimana 46

14. Approfittare del tempo da pendolare 48

15. Un Succo Verde al giorno toglie il medico di torno...........50

16. Mangiare l'arcobaleno! 54

17. Non volare basso – cambia la tua vita! 57

18. Essere più egoista 58

19. L'importanza della visualizzazione....................60

20. Evitare le abbuffate 62

21. Fare attenzione alla lista della spesa 64

22. Leggere le etichette...68

23. Non contare le calorie 72

24. Variare la tua dieta....................................74

25. Non mangiare davanti alla TV 75

26. Capire l'importanza del sonno... e dormire!....................77

27. Preferire ed apprezzare i piatti più semplici....................79

28. Niente zucchero 82

29. Mangiare a casa.. 84

30. Evitare il grasso dove possibile........................... 86

31. Dire NO al fumo! 87

32. Dire NO all'alcol!.. 88

33. Tu sei le tue scelte 90

34. Creare un rituale mattutino 91

35. Prendersi 5 minuti per dire "grazie" 94

36. Allenarsi a digiuno alla mattina.......................... 96

37. Mantenere la giusta prospettiva 98

38. Fare ogni giorno qualcosa che ti piace 101

39. Dedicare un'ora al giorno per imparare ciò che hai sempre desiderato..103

40. Allenarsi in gruppo 104

41. Reinterpretare le tue abitudini in modo sano..................106

42. Ridurre le porzioni 107

43. Per combattere la fame, aumentare l'apporto proteico ..108

44. Tornare subito in pista dopo uno sgarro 113

45. Utilizzare strategicamente i giorni di sgarro 115

46. Allenarsi in palestra o a corpo libero per sviluppare massa muscolare 118

47. Meditare o fare esercizi di respirazione 120

48. Tenere un diario personale 122

49. Controllare la propria vita ogni 90 giorni................... 124

50. Lo Yoga 125

51. Non mangiare in fretta...127

52. Seguire un preciso ordine durante i pasti 130

53. Gestire bene il proprio tempo 134

54. Evitare di mangiare in piedi.. 136

55. Non mangiare dopo cena o di notte 138

56. Sfruttare i benefici del miele 140

57. La regola dei 66 giorni... 142

58. La tecnica del 3 144

59. Ascoltare il proprio corpo e i suoi bisogni................. 146

60. Non preferire la convenienza alla qualità................... 148

61. Scrivere 100 cose che ami di te stesso e della tua vita 150

62. Sfruttare le spezie brucia-grassi................................. 151

63. Sfruttare le proprietà degli oli essenziali 154

64. L'aceto di mele... 156

65. Le proprietà del limone 158

66. Usare le foto per monitorare i miglioramenti............. 159

67. Pensare a lungo termine.. 160

68. Combattere la ritenzione idrica 162

69. Cambiare significa andare controcorrente 165

70. Imparare a dire NO..167

71. Non rinunciare alle cene in compagnia..........................169

72. Creare una Vision Board personale 170

73. Cambiare i propri piatti 171

74. Usare i condimenti con attenzione 173

75. Studiare il corpo umano e il suo funzionamento...........176

76. Lasciarsi aiutare dalle App...178

77. Dare il buon esempio ai propri figli 181

Conclusione..183

Gli Altri Libri Di Roberta Ricci 184

Introduzione

Benvenuto.

Cambiare stile di vita è possibile: è finalmente arrivato il momento di vivere in salute!

Nelle prossime pagine troverai le **77 abitudini** che ti permetteranno di dimagrire e perdere i chili in eccesso, cambiando il tuo stile di vita.

Potrai leggere questo libro in qualsiasi ordine tu preferisca, anche saltando qua e là tra le pagine. Al mattino appena sveglio o a letto prima di dormire, potrai leggere un paio di abitudini per memorizzarle meglio e metterle in pratica nella tua vita quotidiana.

Cambiare stile di vita non è mai un'azione facile da intraprendere. Capisco che 77 abitudini sono tante, ma non devi acquisirle tutte insieme. Come vedremo, ci vuole tempo per consolidare una nuova abitudine, quindi per iniziare scegline solo un paio e concentrarti su quelle. Quando diventeranno parte integrante della tua vita e non dovrai più pensarci consapevolmente, potrai sceglierne altre e focalizzarti su di queste.

Le abitudini quotidiane e i piccoli gesti ripetitivi, che si compiono a casa e al lavoro, sono ciò che permettono di cambiare stile di vita e di trasformare i nostri grandi sogni in realtà.

Sono sicura che ce la farai.

Buona lettura!

1. Smettere di lamentarsi

"Non sopravvive il più forte o il più intelligente, ma chi si adatta più velocemente al cambiamento". - Charles Darwin.

Le persone che si lamentano in continuazione vanno incontro a maggiori problemi di salute, il loro livello di stress aumenta esponenzialmente e rischiano la depressione. Come mai allora continuano a lamentarsi? Purtroppo, giorno dopo giorno, lamentarsi diventa una questione di abitudine, che però si può sostituire con altre molto più produttive. Non è un caso se "Smettere di lamentarsi" è la prima abitudine della lista. Si tratta di un passaggio fondamentale per ottenere successo e realizzare i tuoi obiettivi.

Viviamo in un'era in cui abbiamo accesso a moltissimi oggetti ed agi, ma anche in cui la gente è più infelice. Ci siamo abituati ad avere sempre bisogno di qualcosa e a farne un dramma qualora questa necessità non venisse soddisfatta. Di conseguenza, molti di noi si lamentano tutto il tempo senza trovare nessuna soluzione: lamentarsi non serve a niente, se non ad affondare nell'amarezza.

Chi è negativo e si lamenta in continuazione vede negatività anche quando questa non esiste. Piano piano, si acquisisce l'abitudine a focalizzarsi solo su determinati aspetti delle cose e della propria vita. Così come le persone positive si focalizzano solo su ciò che c'è di buono e bello, quelle negative si lamentano e si concentrano solo su ciò che va storto. Queste persone non faranno altro che cercare continue conferme e motivi per lamentarsi, anche quando questi non ci sono.

Una persona che si lamenta in continuazione potrà attirare solo persone simili, e all'inizio sembrerà bello fare a gara su chi si lamenta di più con discorsi del tipo: "*a me è capitato questo"*, *"non immagini invece a me che cosa sia successo"*, *"capitano tutte a me"*, *"a te non è niente, a me invece è successo di peggio"* e così via. E' importante ricordare che attiriamo persone che vedono le cose come noi, che hanno i nostri stessi gusti, hobby e aspirazioni. Quindi se non vuoi attirare a te ancora più negatività, devi smettere di lamentarti una volta per tutte.

Se pensi che tutto sia negativo e ti lamenti in continuazione, allora avrai paura di fare qualunque cosa perché penserai non ne valga assolutamente la pena. Molte persone negative si comportano da vittime e credono di non essere destinati a nulla nella vita, rimanendo fermi dove sono per paura di cosa possa accadere. Tra un lamento e un altro, rimangono intrappolati nella loro zona di comfort. Lamentarti in continuazione ti impedirà di andare avanti, di guardare oltre la paura e anche di realizzare i tuoi sogni. Quando smetterai di lamentarti avrai automaticamente più coraggio, ti crederai degno di qualcosa e penserai che le cose belle sono riservate anche a te. D'un tratto non vedrai solo motivi per lamentarti, ma anche ragioni per mostrare gratitudine verso le cose belle che ti capitano.

Le persone possono stare un tempo limitato ad ascoltarti mentre ti lamenti e a cercare di tirarti su di morale; ma dopo che ripeti sempre la stessa cosa, di quanto la vita sia ingiusta con te, di quanto le persone ti deludano, di quanto tu sia sfortunato e frasi simili, si annoieranno e tenderanno ad allontanarsi soprattutto per salvaguardare il loro buon umore. In fondo, non sei l'unica persona su questa terra che deve affrontare delle difficoltà e dei momenti di sconforto, anche le persone attorno a te hanno dei problemi. Già è difficile lottare e quello che cercano le persone positive è qualcuno con cui condividere la loro positività e allontanare il pessimismo. Se ti lamenti in continuazione allontanerai da te tante belle persone.

Una persona che si lamenta in continuazione è una persona priva di fascino e poco attraente da tutti i punti di vista. Chi si lamenta ha una brutta espressione, una postura ricurva e probabilmente anche la faccia stanca: infatti, il nostro stato d'animo si manifesta attraverso il corpo, soprattutto quando iniziamo ad invecchiare. E tu, passeresti il tuo tempo con una persona così? La prima regola per essere più attraente e affascinante è sicuramente quella di indossare un bel sorriso e raddrizzare la propria postura. In questo modo daremo spazio alla positività e riacquisteremo il nostro fascino, ma non solo: cominceremo anche a vedere le cose da un altro punto di vista allargando così le nostre prospettive.

Come fare quindi a smettere di lamentarsi?

Per i "lamentoni", l'accettazione non esiste. Non tollerano che le cose non vadano come vogliono loro e non fanno altro che ripetere che è insopportabile, intollerabile e disastroso che il mondo funzioni in questo modo. Innanzitutto, bisogna accettare che le cose a volte non vanno nel modo che desideriamo. Alcune volte non dipende da noi e dobbiamo accettarlo. Se l'autobus fa ritardo e arriviamo tardi ad un appuntamento, se un docente era nervoso al nostro esame, se il nostro amico è arrabbiato e non ci saluta, si deve avere la capacità di fermarsi un attimo senza reagire d'istinto lamentandosi di quanto gli altri o la vita siano ingiusti con noi. Alcune cose vanno in un determinato modo e non possiamo cambiare tutto in un attimo solo perché lo vogliamo. Devi capire che ci sono svariate situazioni e persone sulle quali non abbiamo nessun potere. Impara a non crearti aspettative fasulle e ad accettare tutto così come viene.

Chi è diventato un "lamentone" cronico, spesso nega persino di farlo quando qualcuno glielo fa notare. Arrivano a non averne più consapevolezza; diventa insomma una cosa meccanica e di conseguenza molto pericolosa. Il secondo passo per smettere di lamentarsi è sicuramente quello di prendere consapevolezza di ciò che si dice, facendo caso al proprio tono di voce, alla postura e alla reazione delle persone intorno a noi. Se gli altri ti dicono: "*ma ti lamenti in continuazione*", "*non se ne può più di stare con te*", o addirittura "*mi deprime stare in tua compagnia*" allora corri subito ai ripari e, se quelle persone ti stanno ancora vicino nonostante il tuo comportamento, chiedi loro di aiutarti ed essere tuoi alleati nell'acquisire la nuova abitudine di smettere di lamentarti e iniziare a vedere il lato positivo delle cose.

Ogni circostanza ha un lato positivo, solo che non ci prestiamo attenzione e non riusciamo a vedere tutta la bellezza che ci attornia. La negatività, dunque, non è una condizione permanente. Hai sempre la libertà di scegliere diversamente. In ogni situazione di sfiducia, malessere o difficoltà, hai la possibilità di decidere di assumere un atteggiamento positivo, accettare pienamente le tue responsabilità, affrontarle ed agire. Sei tu l'artefice della tua positività.

E che dire delle persone intrappolate nel tempo? Nella vita bisogna guardare avanti e accettare il passato. Sono molti i rimpianti che tutti noi abbiamo del passato. Guardando le nostre scelte passate può capitare molto spesso di rimpiangere le proprie decisioni e si pensa in continuazione a come sarebbero andate le cose se avessimo agito diversamente. Tutto questo non fa altro che farci stare male. Lamentarsi in continuazione non farà tornare indietro il tempo, non farà tornare persone andate via e non farà migliorare la nostra vita presente e futura. Se si pensa a tutte le occasioni che si sono perse, se ne perderanno altre che ci passano sotto il naso.

Accettare il passato può essere una cosa molto dolorosa, ma solo così potrai piantare il seme per un futuro migliore, per te e per le persone che ami. Ripeti che è acqua passata, che non puoi tornare indietro e che lamentarti ti farà stare solo più male. È ora di costruire delle basi solide per il tuo futuro!

L'ultimo segreto per smettere di lamentarsi una volta per tutte è semplicemente vivere nel presente. Ciò significa vivere attimo per attimo e istante per istante. I problemi e i pensieri negativi derivano dai rimorsi del passato o dalla paura del futuro. Se imparerai a vivere nel presente sarai più sereno, farai scelte migliori e comincerai improvvisamente ad essere felice.

2. Goal Setting

Una delle principali caratteristiche che distingue le persone che hanno frequentemente successo, che riescono nei loro intenti, che si sentono soddisfatte di se stesse, da coloro che non riescono, anche a dispetto della propria volontà e dell'impegno, a perseguire efficacemente le proprie scelte quotidiane, è la presenza di obiettivi ben impostati e idoneamente espressi. È la differenza tra una nave dispersa nell'oceano, senza mappe né bussole, e una nave che si affida al suo navigatore satellitare perfettamente funzionante per giungere tranquillamente alla sua meta.

A partire dall'osservazione dell'importanza di sapersi porre adeguate mete e dotarsi degli strumenti giusti, è stata inventata una formula ideale per la scelta degli obiettivi, che è possibile imparare ad applicare nel contesto di tutti i principali campi della propria vita.

La formula si chiama "S.M.A.R.T.", acronimo di:

- **Specifico**. L'obiettivo fissato deve essere specifico, chiaro, assolutamente non vago. *"Perdere peso"*, *"cambiare abitudini"*, *"muoversi di più"* sono tutti obiettivi troppo generici. Il nostro subconscio è un meccanismo simile a un missile guidato: può aiutarci a raggiungere la nostra meta, ma quest'ultima deve essere chiara e precisa, altrimenti il missile non può sapere dove andare. Meglio stabilire quindi obiettivi più dettagliati e fornire ulteriori condizioni: *"perdo facilmente 5 kg entro l'estate"*, *"introduco nella mia vita una nuova abitudine ogni giorno"*, *"per il prossimo mese, vado al lavoro in bicicletta"*.

- **Misurabile**. L'obiettivo deve essere misurabile: ciò permette di capire se il risultato atteso è stato raggiunto o meno, ed eventualmente quanto si è lontani dalla meta prefissata. Occorre quindi stabilire un criterio di misurazione dei risultati. Inizia definendo i parametri per valutare i progressi fatti: questi possono essere quantitativi (basati su numeri) o descrittivi (basati sulla descrizione di un certo risultato). Per esempio, se aspiri a dimagrire, potresti rendere quantitativo l'obiettivo affermando di volere perdere 10 kg. Pesandoti regolarmente, sarà facile determinare quando avrai raggiunto lo scopo: se ad un certo punto ti accorgi di averne persi 8, sai che manca poco; d'altro canto, se dopo un mese hai perso solo 500 g, questo può indicare che è arrivato il momento di cambiare strategia. Una versione descrittiva di questo obiettivo è "*Voglio riuscire a indossare quel paio di jeans che usavo cinque anni fa*". In un modo o nell'altro, il tuo obiettivo sarà misurabile. Come vedremo in seguito, tenere un diario può essere un valido aiuto. È un ottimo metodo per registrare gli sforzi fatti, i risultati raggiunti e gli stati d'animo collegati al procedimento.

- **Attuabile**. L'obiettivo deve essere realizzabile date le risorse e le capacità a propria disposizione. Non deve essere impossibile da raggiungere, perché altrimenti potrebbe rischiare di ridurre la tua motivazione, ma al tempo stesso deve essere una sfida stimolante e non troppo facile. Valuta realisticamente il tempo che dovrai dedicare ai tuoi obiettivi, ma esamina anche la tua storia personale, le tue conoscenze e i tuoi limiti fisici. Se non credi di poterlo raggiungere ragionevolmente considerata la tua situazione attuale, determina un nuovo traguardo fattibile nel presente.

- **Realistico**. Un obiettivo deve essere sì stimolante, ma anche realisticamente raggiungibile date le risorse e i mezzi a disposizione. Obiettivi troppo lontani dalla realtà finiscono con il non essere presi troppo in considerazione poiché scoraggianti.

- **Time-Related (Basato sul tempo)**. L'obiettivo deve essere basato sul tempo, cioè occorre determinare il periodo di tempo entro il quale l'obiettivo deve essere realizzato. Ciò serve a rendere misurabile l'obiettivo stesso e ad evitare che, mancando un riferimento temporale, venga considerato non urgente e messo in fondo alle cose da fare. Aggiungi una scadenza o una data precisa per portarlo a termine. Determinare un orizzonte temporale elimina quella sensazione di confusione e incertezza che a volte accompagna la pianificazione di un obiettivo. Se non determini una scadenza, non senti quella pressione interna che sprona all'azione, quindi spesso l'obiettivo finisce per passare in secondo piano.

Gli obiettivi assolvono a due importanti funzioni: quella di *guidare* e quella di *motivare* (Tracy B., 2005). Stabilire una meta chiara predispone alla scelta di strade che avvicinino verso l'obiettivo su cui convergere, quasi come se l'obiettivo cominciasse a funzionare come una "calamita comportamentale" che attiva un cammino volto a seguire, o se necessario, persino a cercare di costruire una strada efficace.

Inoltre, è importante riflettere costantemente sui propri obiettivi, almeno una volta ogni giorno, visualizzando nella propria mente l'obiettivo raggiunto: se vuoi perdere peso, visualizza il tuo fisico ideale, come se l'avessi già raggiunto. Ciò rappresenta un modo per concentrarsi sui possibili risultati positivi, combattendo le tendenze pessimistiche di chi tende frequentemente a concentrarsi sulle possibili sconfitte, demotivandosi, disperdendo energie e programmandosi per l'insuccesso.

3. Nutrire aspettative realistiche

"Beato colui che non si aspetta nulla, perché non sarà mai deluso." - Alexander Pope.

Tutti noi conosciamo molto bene - forse fin troppo - la sensazione di delusione. Ma, in fondo, da cosa viene provocato? La risposta è semplice: dalla mancata realizzazione delle nostre aspettative, dalla constatazione che le speranze coltivate non hanno riscontro nella realtà. La maggior parte della sofferenza delle persone deriva dalle loro aspettative.

Un giorno, dopo una grande delusione, mi resi conto di una verità universale, valida per tutti gli uomini e per tutte le donne. Finalmente capii che i responsabili delle nostre aspettative siamo noi. E, di conseguenza, siamo anche i responsabili delle nostre relative delusioni. Noi e nessun altro.

E' facile illudersi, come dice Demostene, perché *"l'uomo crede vero ciò che desidera"*. Prediligiamo l'illusione perché è più attraente, più gestibile e più rassicurante della realtà. Così, piano piano, finiamo per attaccarci ad essa. Attraverso i nostri autoinganni, facciamo diventare l'illusione reale e il reale un'illusione. E spesso, subiamo forti delusioni perché accade le cose non sono come desideravamo che fossero. Solo allora, forse, ci rendiamo conto di essere stati i responsabili delle nostre illusioni. Solo quando, purtroppo, ci sentiamo delusi.

Perché allora la regola numero 3 è "nutrire aspettative realistiche"? Semplicemente, voglio che tu tenda autonomamente alla realizzazione dei tuoi desideri e bisogni, senza aspettarti che altri lo facciano per te, al tuo posto. Voglio che non ti illuda di poter raggiungere un fisico da copertina in pochi mesi e con poco sforzo. Non voglio che tu ti senta frustrato e deluso, in caso tu cadessi in tentazione e tornassi alle vecchie abitudini.

Nessuno ha mai detto che dimagrire è facile, figuriamoci cambiare radicalmente le proprie abitudini e, in definitiva, la propria vita. Però è possibile, è fattibile: se migliaia di persone in tutto il mondo, di tutte le età ed etnie, ce l'hanno fatta... perché non puoi farlo anche tu?

Tutto ciò che ti basta per iniziare è nutrire delle aspettative realistiche nei riguardi del tuo futuro prossimo. Pensa in grande per i prossimi 5 anni della tua vita, ma pensa in modo realistico per i prossimi 6 mesi. Inizia il tuo viaggio verso una vita sana premendo lentamente sul pedale dell'acceleratore. Raggiungi una buona velocità con calma e senza fretta, per poi goderti una portentosa accelerazione nei prossimi anni: infatti, una volta che avrai compiuto i primi passi nella tua nuova vita, tutto sarà in discesa. Inizia costruendo le fondamenta e le basi per un fisico invidiabile nei prossimi mesi, dopodiché vedrai quanto ti sarai appassionato al cibo sano e all'attività fisica, che ottenere il tuo fisico ideale sarà una passeggiata!

4. Trascorrere più tempo nella natura

Stare in un bel luogo all'aperto non è mai una perdita di tempo. La natura ha la capacità di liberare le nostre menti dai pensieri, donandoci un notevole sollievo. Scalare una montagna o fare una passeggiata in un bosco ti darà modo di rimettere a fuoco le tue priorità, inoltre ti aiuterà a sentirti connesso con l'universo.

Si tratta di una pratica molto popolare in Giappone, dove viene chiamata con il termine *Shinrin-Yoku,* il "bagno nella foresta". Non si tratta di uno sport estremo, ma di una semplice passeggiata in cui prendere consapevolezza di ciò che ti sta intorno e di farne esperienza. Diverse ricerche hanno dimostrato che il "bagno nella foresta" può abbassare i livelli di cortisolo, un ormone dello stress, abbassare il livello di zucchero di sangue, ridurre la pressione sanguigna, combattere la depressione e la rabbia.

Inoltre, questa pratica ha un notevole effetto sulla creatività: uno studio, condotto dagli psicologi Paul e Ruth Ann Atchley dell'Università del Kansas e da David Strayer dell'Università dello Utah, ha scoperto che dopo tre giorni di campeggio, escursioni e passeggiate in una regione selvaggia americana, i partecipanti hanno migliorato il loro punteggio in un test di creatività del 50%.

Se conduci una vita frenetica e abiti in una città trafficata e popolosa, prenditi del tempo per ristabilire questo antico legame con la natura. Passeggiare tra gli alberi, ascoltare il cinguettio degli uccelli e lo scorrere dei ruscelli, assorbire il verde attorno a te con tutti i tuoi cinque sensi, risveglierà un maggiore flusso di energia all'interno del tuo corpo e provocherà un aumento generale del senso di felicità.

Per quanto riguarda la luce solare, le opinioni sono contrastanti: da un lato molti oncologi mettono in guardia dai rischi di tumori cutanei nel caso di una esposizione sregolata e dall'altro gli organi di prevenzione europea sottolineano la necessità di esposizione alla luce solare come uno dei fattori base per la sintesi della vitamina D3, fondamentale nel processo della mineralizzazione delle ossa (prevenzione della osteoporosi). Se da un lato abbiamo bisogno della luce solare per crescere e rimanere in salute, dall'altro non dobbiamo dimenticarci che il sole, essendo la reazione nucleare più potente a cui siamo esposti, deve essere preso con cautela, nelle ore, nei tempi e con l'atteggiamento corretto.

Va detto, però, che la luce solare è un vero e proprio nutrimento per il nostro corpo e per il nostro spirito, tanto che una cattiva illuminazione causa gli stessi effetti di una cattiva alimentazione: pallore, apatia, tendenza alla depressione e riduzione dell'energia vitale.

Diverse ricerche scientifiche hanno dimostrato che la luce delle lampadine non è un "nutrimento" corretto ed altrettanto efficace come la luce solare, perché lo spettro elettromagnetico che emanano non è completo come quello del sole. La luce solare è in grado di influenzare direttamente le capacità di apprendimento e l'umore, fino alla depressione: per questo motivo, è molto importante ritagliarsi delle pause dal lavoro o dallo studio per stare all'aperto e godersi il verde della natura e il calore dei raggi solari.

5. Fare attività fisica

Eccoci giunti al primo, vero principio fondamentale del dimagrimento: l'attività fisica. Dopo anni e anni di giornali, riviste e programmi televisivi, probabilmente all'interno del tuo cranio c'è tatuata una frase che dice *"praticare regolarmente attività fisica fa bene a ogni età"*. E se stranamente non c'è, è arrivato il momento di tatuarsela e ricordarsela per sempre!

Fare sport, ginnastica, ma anche solamente svolgere attività quotidiane come giocare, camminare, andare in bicicletta, aiuta a sentirsi meglio, riducendo lo stress, tonificando i muscoli e aiutando il sonno notturno. Uno stile di vita fisicamente attivo è paragonabile all'elisir della giovinezza: è uno dei segreti per vivere più a lungo, più sani e felici. Muoversi è una delle chiavi per prendersi cura di sé, un modo per migliorare sin da subito la qualità della propria vita.

L'attività fisica conferisce uno stato di benessere generale, ed è inoltre fondamentale per poter raggiungere e mantenere un peso corporeo sano e per ridurre il rischio di malattie croniche. Ecco una lista dei suoi più famosi ed indiscutibili benefici:

- Riduce lo stress;

- Migliora l'autostima, l'autocontrollo e il senso di benessere generale;

- Aiuta a restare in forma;

- Migliora l'agilità e l'equilibrio aiutando a sviluppare (nel caso dei bambini) o a rafforzare (nel caso di adulti e anziani) ossa, muscoli e articolazioni;

- Aumenta la forza e la resistenza muscolare;

- Permette di controllare il peso corporeo, combattendo l'obesità e il sovrappeso;

- Calma e regola l'appetito;

- Riduce il rischio di malattie croniche (malattie vascolari, alcuni tipi di cancro, diabete mellito tipo 2);

- Migliora la regolazione della pressione negli ipertesi e dell'equilibrio glicemico nei diabetici;

- Diminuisce il rischio di alcuni tipi di cancro, come per esempio quello al seno o al colon;

- Riduce gli stati d'ansia e di depressione.

Per quanto riguarda il dimagrimento, mantenersi attivi aumenta la quantità di energia consumata, fatto fondamentale per il controllo del peso corporeo. Se infatti non ne sei ancora a conoscenza, noi dimagriamo quando le calorie bruciate sono maggiori delle calorie assunte. Alcuni considerano le calorie giornaliere, altri quelle settimanali, ma il principio fondamentale rimane lo stesso: per dimagrire, bisogna consumare di più di quanto si assuma. Per fare ciò, le opzioni possibili sono tre:

1. Non modificare la quantità di calorie ingerite (quindi non si cambia la propria dieta), ma aggiungere attività fisica quotidiana.

2. Non aggiungere ulteriore attività fisica, ma modificare la propria dieta riducendo la quantità del cibo ingerito – con un occhio di riguardo anche per la sua qualità.

3. La via migliore e più efficace: una fusione delle due opzioni precedenti.

Esistono diversi tipi di attività fisiche tra cui scegliere.

Attività aerobiche: stimolano l'apparato cardiorespiratorio migliorandone la funzionalità, attraverso l'aumento della respirazione e del ritmo cardiaco, e migliorano il metabolismo dei grassi e degli zuccheri. Si tratta di attività comuni, come camminare a passo veloce, nuotare, andare in bicicletta e fare jogging.

Attività di resistenza ed anaerobiche: contribuiscono ad aumentare e mantenere la massa muscolare e ossea facendole lavorare contro gravità, come sollevare pesi o allenarsi con il proprio peso corporeo.

Attività di assistenza e di stretching: migliorano la stabilità posturale e l'elasticità muscolo-tendinea e articolare, riducendo il rischio di traumi accidentali, come lo stretching, il tai chi, lo yoga, la danza.

Le diverse attività vengono inoltre classificate in base alla loro intensità. Anche se l'intensità degli esercizi fisici è definita in modo scientifico in base alla velocità con cui l'attività è eseguita o all'entità dello sforzo richiesto per svolgerla rispetto ad uno stato di riposo, ecco qualche utile esempio pratico per tradurre le raccomandazioni in qualche cosa di concreto nella vita quotidiana.

Attività a bassa intensità: camminare lentamente, lavare i piatti, stirare, pulire la casa, fare la spesa, dedicarsi a lavori manuali, innaffiare il giardino, giocare a ping pong, a bocce o a biliardo.

Attività a media intensità: camminare velocemente, andare in bicicletta, nuotare, sciare, jogging.

Attività ad alta intensità: correre, camminare a passo svelto in montagna, fare sport di combattimento, giocare a tennis, nuotare velocemente, saltare la corda, pesistica.

Quale attività scegliere?

Io credo fermamente nell'efficacia della camminata per dimagrire in modo semplice e sicuro. Molte persone però non sono in grado di camminare in modo corretto, oppure sbagliano completamente approccio nei loro allenamenti. In realtà si tratta di un'attività fisica semplice: chiunque può imparare a camminare bene in pochissimo tempo, e se si segue un ottimo programma di allenamento i risultati non tardano ad arrivare. Per questo motivo, ho deciso di pubblicare una guida completa intitolata *"Dimagrire Camminando"*, che ha riscosso un'enorme successo in Italia. L'ultima edizione del libro è stata acclamata dai lettori come la guida più completa ed esauriente sull'argomento, in grado di invogliare e stimolare chiunque a mettersi in gioco. Puoi trovarlo cercandolo manualmente su Amazon.it, oppure a questo link: http://amzn.to/1TZEZme

6. Muoversi quando possibile

Tutti i progressi tecnologici degli ultimi anni hanno modificato notevolmente le nostre abitudini quotidiane, e con esse la quota di calorie bruciate nell'arco delle ventiquattro ore.

L'organizzazione mondiale della sanità definisce lo stile di vita come un "insieme di modelli comportamentali strettamente correlati tra loro, che dipendono dalle condizioni sociali ed economiche, dall'educazione, dall'età e da altri fattori". E uno dei segreti per bruciare più calorie, guarda caso, è proprio uno stile di vita attivo. Promuovere comportamenti salutari è molto importante anche per abbattere il rischio di molte malattie, che riconoscono nella sedentarietà uno dei principali fattori causali.

Oltre a farci bruciare più calorie e ad aiutarci a raggiungere il fisico dei nostri sogni, uno stile di vita attivo permette di ottenere notevoli benefici sia in contesto economico (minori spese sanitarie), sia in quello psicologico e sociale (maggiore fiducia nelle proprie capacità). Molti soggetti sedentari e sovrappeso rifiutano l'attività fisica perché sono abituati a considerarla come un'impresa, uno sforzo e un sacrifico immane, per molti versi insormontabile. In realtà tutti siamo in grado di muoverci quotidianamente, e se sei abituato a vivere in modo sedentario, dovresti iniziare a farlo subito: innanzitutto, perché una sana e regolare attività fisica non deve avere alcunché di "prestativo" e, in secondo luogo, perché un rapido ed apprezzabile miglioramento delle proprie capacità subentra, naturalmente, già dopo poche settimane. Spesso l'approccio del sedentario con l'attività fisica è a dir poco traumatico, perché inizia con un eccesso di foga ed entusiasmo che puntualmente si infrange contro molteplici scogli (eccessive aspettative che tardano ad arrivare, imbarazzo pubblico ed altri impedimenti di natura fisica e psicologica).

È facile inserire un po' di tempo da dedicare all'attività fisica spontanea tra le abitudini consolidate, senza doverle stravolgerle, ogni giorno della tua vita. Vediamo come fare!

- Parcheggia l'auto a poche vie di distanza dal posto in cui devi recarti, e raggiungilo a piedi;

- Sfrutta il tempo durante la tua pausa pranzo e gli altri tempi "morti" della tua giornata per fare una passeggiata rinvigorente, in un parco vicino al tuo posto di lavoro. Se il clima è ancora freddo, puoi camminare nel tuo centro commerciale preferito;

- Scegli le scale e dimenticati dell'ascensore: bastano un paio di scalinate al giorno per iniziare a tonificare la parte bassa del corpo;

- Passeggia in ufficio, uscire dalla tua comoda poltrona ed andare a visitare i tuoi colleghi di un altro reparto è un'ottima strategia per bruciare più calorie;

- Prepara i tuoi pasti: sembra paradossale, ma stare in piedi a cucinare brucia un buon numero di calorie;

- Lava manualmente la tua auto una volta a settimana;

- Se hai un cane, passeggia con lui almeno una volta al giorno: brucerai calorie senza nemmeno accorgetene;

- Quando puoi, lascia la macchina in garage e usa la bicicletta: niente stress per trovare parcheggio, niente code nel traffico, niente nervosismo... ma solo tranquillità e tante calorie in meno!

7. Leggere, leggere, leggere!

Ce lo sentiamo ripetere da tempi lontani, come un mantra. Ebbene, sì: leggere fa bene. Non solo risveglia il cervello, ma aiuta anche a bruciare qualche caloria extra. Ma cosa dovremmo leggere? Ci sono generi migliori di altri? Uno studio condotto dall'Università di Stanford da un team di neurobiologi, guidato da Natalie Phillips, ha accertato che qualsiasi tipo di lettura apporta notevoli benefici al cervello. La dimostrazione è stata fatta chiedendo ad un gruppo di studenti di letteratura di leggere un romanzo di Jane Austin.

Lo studio è partito con l'obiettivo di scoprire la relazione tra lettura, attenzione e distrazioni, e i loro effetti sull'attività cerebrale. Ai "lettori-cavie" è stato chiesto di leggere brani tratti dal romanzo mentre erano sottoposti a risonanza magnetica, all'interno dell'apposita macchina.

Il risultato è che il flusso sanguigno al cervello durante la lettura risultava notevolmente aumentato. L'esperimento è stato condotto in due modalità differenti: i soggetti all'interno della macchina per la risonanza è stato prima chiesto di leggere lentamente, poi di ripetere la lettura dello stesso brano con maggiore concentrazione, come se dovessero preparare una tesi di laurea. Il risultato, però, è stato lo stesso.

La vera sorpresa per i ricercatori non è stata tanto che al cervello affluisse una maggior quantità di sangue, quanto che leggere anche solo un romanzo "richiede la coordinazione di funzioni cognitive complesse e multiple".

Insomma, anche un romanzo, pur rilassando e dando l'impressione di "svagare la mente", in realtà la impegna e non poco. Lo stesso vale per giornali e riviste, se letti attentamente.

Gli studi hanno dimostrato che la stimolazione mentale può rallentare (o addirittura impedire) lo sviluppo dell'Alzheimer e della demenza senile, poiché il cervello è sempre attivo ed impegnato. Proprio come gli altri muscoli del corpo, il cervello richiede esercizio per essere forte e sano.

Leggere migliora la memoria e la concentrazione. Quando si legge un libro, bisogna ricordarsi dei personaggi, del loro background, delle loro ambizioni, della loro storia. Più si legge, più si rafforza la memoria, combattendo la vecchiaia e l'inevitabile declino dei neuroni.

Infine, leggendo potrai apprendere nuove informazioni, che possono essere sempre utili nella vita. Più conoscenza si ha, più si è in grado di affrontare qualsiasi sfida. Ci ricollegheremo a questa importante abitudine nel prossimo capitolo!

8. Non essere vittima delle nuove mode

Leggere e informarsi continuamente è utile anche per non essere vittime delle nuove diete, che ultimamente sembrano spuntare come funghi. Mi riferisco ai fenomeni del momento e trend stagionali, che spesso sono soltanto semplici rivisitazioni di diete più famose ed affermate, sotto forma di libri pubblicati con l'unico scopo di guadagnare alle spalle dei "modaioli". Inutile negarlo: l'idea di una dieta lampo, veloce e facile, che possa intervenire sul corpo e rimodellarlo a nostro piacimento, alletta tutte le donne, me compresa. I motivi per non essere soddisfatte del proprio aspetto sembrano esserci sempre, al di là delle misure effettive. Di proposte spacciate come soluzioni sicure e permanenti, non a caso, ne fioriscono continuamente: dieta a zona, dissociata, iperproteica, della mela, del minestrone e delle tisane... spesso inefficaci, perché la dieta è un intervento esterno che non può funzionare se non sappiamo cosa, nel profondo, stiamo tentando di cambiare della nostra persona, se non ci impegniamo in un lavoro interiore volto alla costruzione di un nuovo stile di vita.

Per questo motivo, voglio che tu prenda l'abitudine di leggere ed interessarti ai principi fondamentali dell'alimentazione corretta, quelli veri ed accettati dalla scienza. Questi non passeranno mai di moda, a meno che fra cent'anni non vengano smentiti. Per ora, però, sono loro a guidare la nostra vita, condizionare il nostro corpo e influenzare la nostra salute.

Innanzitutto, bisogna considerare lo stile di vita complessivo e non soltanto la dieta. Detto ciò, non voglio che tu ti chiuda nei pregiudizi comuni. Dopo aver ricevuto l'approvazione dal tuo medico di fiducia, ti incoraggio a sperimentare diverse diete, verificandone l'efficacia sul tuo fisico e sulla tua mente. Siamo tutti diversi, non esiste una dieta per tutti: quello che funziona per me, potrebbe non funzionare per te. Per questo devi sperimentare, per poi trovare ciò che funziona bene per te e seguirlo fino a che lo desideri.

Colonna portante della tua sperimentazione dovrà essere la ricerca di una dieta intesa come regime alimentare corretto, bilanciato, e d'alto valore nutrizionale. Lascia perdere gli alimenti industriali e confezionati: merendine, biscotti, gelati, pizze surgelate, pane confezionato. Le combinazioni di alimenti sono infinite grazie a verdure fresche, frutta, carne, pesce, uova, cereali, latticini a tua disposizione. Certi giorni farai meglio di altri e questo è perfettamente normale. Non devi diventare una persona dalle abitudini alimentari impeccabili. Scegli semplicemente una vita fatta di scelte più salutari!

Il secondo principio fondamentale da seguire è l'attività fisica. Ne abbiamo già parlato e ne riparleremo ancora nei prossimi capitoli, perché se dovessi memorizzare una sola abitudine delle 77 contenute in questa guida, vorrei che sia proprio questa: muoversi di più. Tornare in contatto con il tuo corpo. Apprezzare l'attività fisica come strumento per raggiungere la salute, come valvola di sfogo dallo stress quotidiano, come metodo per socializzare con gli altri, e non come tortura.

Il terzo principio fondamentale è comprendere a fondo la differenza tra i diversi nutrienti e la loro funzione nell'organismo. Come vedremo in seguito, leggere le etichette è sempre importante, ma ancor più importante è capirle, saperle leggere. Vediamo dunque i macronutrienti e le loro caratteristiche: carboidrati, proteine, grassi. I macronutrienti sono le sostanze che forniscono all'organismo l'energia per vivere. Sono dette "macro" perché vengono assunte in quantità molto maggiori rispetto ai micronutrienti (vitamine e sali minerali).

I carboidrati

Rappresentano la principale fonte d'energia per le attività metaboliche dell'organismo. Forniscono 4 kcal per grammo. Si dividono in semplici (costituiti da una o due molecole) e complessi (costituiti da molte molecole).

La principale differenza tra queste diverse forme di carboidrati sta nella velocità di assorbimento. La diversa velocità di assorbimento si riflette sulla capacità di fornire energia nel tempo: i carboidrati semplici presentano un veloce assorbimento e forniscono un'energia rapidamente utilizzabile, ma di breve durata (per esempio, la frutta). La cosa opposta accade con i carboidrati complessi, più lenti da assorbire ma che forniscono un'energia di lunga durata (per esempio pasta, riso, patate).

I glucidi sono una classe molto importante di carboidrati e la molecola più importante è il glucosio. Questo zucchero viene immagazzinato nel fegato come glicogeno. Le riserve di glucosio sono piuttosto esigue e nei periodi di digiuno il nostro organismo produce glucosio a partire da altre sostanze (fenomeno chiamato gluconeogenesi). È importante tenere a mente che quando l'organismo ha un eccesso di carboidrati, questi vengono trasformati in tessuto adiposo e conservati come riserva di energia. Studi recenti hanno confermato il ruolo dei carboidrati in eccesso nell'aumento di peso. Per questo motivo, se si vuole dimagrire senza troppi sforzi è sufficiente ridurre l'apporto di carboidrati: puoi dimezzare le tue porzioni di pasta, riso e patate, eliminando completamente i dolci, tranne per un giorno a settimana. In abbinamento con un'attività fisica giornaliera e costante, non necessariamente pesante, potrai ridurre la massa grassa in modo graduale, sicuro e semplice. Detto ciò, non esagerare: in assenza di carboidrati si forma uno stato di chetosi dannoso all'organismo e valori di carboidrati troppo ridotti non aiutano il calo ponderale.

Le proteine

Sono i costituenti fondamentali dell'organismo, e la loro principale funzione è quella di fornire l'impalcatura del nostro organismo. Forniscono 4 kcal per grammo e sono fondamentali per la costituzione di muscoli, sangue, cute ed organi interni, ma servono anche per formare e trasportare ormoni. Nella digestione sono scisse in aminoacidi, i "mattoni" che formano le proteine. Essi possiedono una caratteristica unica: quella di non poter essere stoccati come riserve nel nostro organismo. Mentre i glucidi si possono accumulare come glicogeno e i lipidi come trigliceridi negli adipociti, le proteine in eccesso non hanno nessun luogo del corpo dove possono essere messe come riserva. Tutti i protidi in eccesso vengono ossidati, convertiti in glucosio o convertiti successivamente in grassi. La loro funzione principale è quella plastica (di costruzione) e non energetica.

Le proteine a più alto valore biologico sono quelle dell'uovo; le proteine meno nobili sono quelle di origine vegetale, dei legumi. Per quanto riguarda il loro consumo e la loro importanza, si trovano opinioni molto discordanti, soprattutto dopo la pubblicazione di studi e ricerche che mettono in dubbio molte credenze considerate "leggi innegabili" nel mondo del bodybuilding e dello sport. Per individui sani e non sportivi, la quota minima raccomandata è di 0,75g per kg di peso corporeo, in media il 13,5% delle calorie introdotte.

I lipidi

I grassi, o lipidi, rappresentano la maggior riserva di energia dell'organismo. Il loro metabolismo fornisce più del doppio delle calorie rispetto a carboidrati e proteine, ben 9 kcal per grammo. I grassi sono componenti fondamentali delle membrane cellulari e intervengono nell'assorbimento delle vitamine liposolubili (A, D, E, K).

Gli acidi grassi si dividono in due categorie, saturi e insaturi: i primi sono solidi a temperatura ambiente e sono di origine animale (burro, lardo, pancetta); i secondi sono di origine vegetale e liquidi a temperatura ambiente (olio d'oliva, olio di semi). L'uso di oli vegetali consente l'assunzione di acido linoleico e linolenico, acidi grassi essenziali necessari per il normale accrescimento e il normale funzionamento corporeo. Un eccessivo consumo di lipidi favorisce l'obesità.

Il nostro organismo ha una capacità illimitata di immagazzinare grassi: se questo avviene nei primi anni di vita, ciò che si verifica è un incremento anche nel numero di cellule adipose.

L'acqua

L'acqua non è un macronutriente, ma è un elemento di primaria importanza nella vita dell'uomo: al momento della nascita rappresenta il 77 % del peso corporeo del neonato, e nel corso della vita questo decresce fino arrivare al 65% nell'adulto. Nella donna è presente in minor quantità. Il fabbisogno medio è di 1,5 litri al giorno, ma come vedremo nel capitolo dedicato, l'abitudine di bere molto può notevolmente favorire il dimagrimento.

Fibra

La fibra alimentare non è un nutriente essenziale, ma esercita molteplici azioni funzionali e metaboliche che la fanno ritenere un'importante componente della dieta quotidiana. Nonostante questo, non esistono quantità precise da assumere, ma è indubbio che un certo quantitativo di fibre (anche qui le opinioni sono contrastanti ma sembra si sia raggiunto un accordo di massima che identifica un valore ottimale che si situa intorno ai 30-35 grammi di fibra al giorno) nell'alimentazione giornaliera sia legata a effetti benefici sulla salute umana.

9. Ridurre o eliminare il grano dalla dieta

Ci sono pochi libri che ti cambiano la vita, e ancor più rari sono i libri di nutrizione/alimentazione/dieta in grado di aprirti gli occhi. *"La dieta zero grano"* di William Davis è stato uno di quelli: da quando l'ho letto, non ho potuto far altro che constatare l'efficacia del suo metodo, eliminando il grano dalla mia vita. Ti consiglio di leggerlo per capire a fondo le sue ricerche sugli effetti negativi del grano, ma qui farò un breve riassunto.

Innanzitutto, bisogna ammettere che nella nostra alimentazione tipica mediterranea il grano è onnipresente. Basta pensare ai vari pasti della giornata: siamo abituati a cominciare al mattino con biscotti, cereali e brioches, a pranzo con la pasta e il pane e a cena di nuovo ce lo troviamo a tavola, magari sotto forma di pizza o altro!

Purtroppo, quello che oggi ci fanno passare per grano è completamente diverso da quello di cui si cibavano i nostri nonni e i nostri genitori, genuino e salutare. Oggi ci troviamo un grano frutto di incroci genetici appositamente studiati per aumentarne la produttività e rendere le piante più resistenti alle malattie, alla siccità e al caldo. Ecco allora che oggi, oltre alla sempre più diffusa celiachia rispetto ad allora, ci ritroviamo con un'alta predisposizione a malattie come diabete, sovrappeso e ipertensione. Come direbbe William Davis, molti di noi soffrono di ***"pancia da grano"***: grasso localizzato nella zona addominale, e perenne gonfiore dopo i pasti a base di grano, dovuto all'infiammazione che esso provoca al nostro intestino.

Mi ha sorpreso leggere nel suo libro che, secondo i ricercatori del National Institute of Health, il grano produce sul cervello un effetto simile a quello degli oppiacei. Pensaci bene: quando inizi a mangiare un grissino, senti mai la sensazione di volerne prendere un altro subito dopo? Quando apri un pacco di biscotti e inizi a mangiarne uno, senti la voglia e lo stimolo di prenderne un altro? Secondo Davis, è colpa della nostra dipendenza da grano, che abbiamo sviluppato nel corso degli anni.

Il grano inoltre può manifestare i suoi effetti anche sulla pelle: perdita di elasticità, rughe, eruzioni cutanee, dermatiti. Provoca stanchezza, cefalea, infiammazioni, perdita di concentrazione, minore lucidità mentale (il tipico "abbiocco" dopo un pasto è dovuto in larga parte agli effetti del grano).

Cosa mangiare quindi? In sostituzione del grano, possiamo ripiegare su una vasta scelta di cereali e non solo: orzo, riso, mais, farro, quinoa, amaranto, avena, miglio, farina di ceci e di castagne, ottimi non solo per preparare pietanze salate ma anche per confezionare dolci e dessert. E' chiaro che le farine senza glutine hanno la tendenza a non lievitare, per questo è importante non abusare di lievito, che in eccesso può dar luogo a spiacevoli inconvenienti.

10. Masticare lentamente

Masticare lentamente è la prima regola per limitare il senso di fame e rappresenta un valido aiuto per raggiungere il tuo peso ideale. Mangiare con calma, assaporando il gusto di ogni boccone, permette al nostro organismo di rendere meno frequente il ripresentarsi nel corso della giornata di quel senso di fame che ci spinge a ricorrere in maniera più o meno frequente ad uno spuntino. Masticare in modo corretto ha un forte impatto a livello psicologico, che porta ad un senso di appagamento e sazietà.

Quando si mangia in fretta, il nostro corpo non ha il tempo di passare attraverso il processo di segnalazione naturale, che comporta tutta una serie di ormoni e di feedback tra il nostro intestino e il cervello. Gli ormoni che segnalano quando abbiamo mangiato a sufficienza vengono prodotti nel corso del pasto, ma occorre del tempo. Secondo il blog *Harvard Health*, se mangiamo troppo in fretta possiamo facilmente assumere troppo cibo prima che il corpo abbia la possibilità di segnalare al nostro cervello che abbiamo mangiato a sufficienza.

E' dunque necessario prima di tutto rivolgere la propria attenzione a quanto e come il cibo viene masticato boccone dopo boccone. Coloro che masticano più a lungo e più lentamente, a parere dei ricercatori, dovrebbero sopportare nel corso della giornata un numero minore di impulsi legati al senso di fame.

Ciò avviene poiché una maggiore concentrazione sui meccanismi del mangiare e del masticare permetterebbe al nostro cervello di ricordare il pasto per più tempo e, quindi, di inviare nel corso delle ore successive un numero inferiore di segnali di appetito. Proprio a causa di ciò, ci ritroveremmo spinti molto meno frequentemente a ricorrere a snack e spuntini fuoripasto.

Lo studio in questione è stato pubblicato tra le pagine della rivista scientifica *Appetite* ed è stato condotto mediante l'osservazione dei comportamenti di 43 studenti a cui è stato richiesto di mangiare il proprio panino in maniera differente, a seconda del gruppo di appartenenza, per un totale di tre gruppi.

Al primo gruppo di studenti è stato richiesto di mangiare il proprio panino proprio come avrebbero fatto normalmente. Il secondo gruppo ha invece dovuto effettuare una pausa di dieci secondi dopo ogni boccone. Gli studenti del terzo gruppo hanno ricevuto la richiesta di masticare ogni boccone del panino per 30 secondi.

Proprio gli studenti del terzo gruppo, i quali si sono dedicati ad una masticazione lenta dei bocconi del proprio panino, hanno mangiato la metà degli snack dolci che sono stati offerti loro due ore dopo, rispetto a coloro che avevano potuto masticare il proprio panino più rapidamente. Ma i benefici di una masticazione lenta non si fermano qui.

Mangiare con più calma porta a masticare il cibo più lentamente e anche meglio. Ciò conduce ad una digestione meno pesante, poiché gli alimenti vengono pre-digeriti a livello della bocca grazie all'azione della saliva. Come ci hanno insegnato da bambini, la buona digestione inizia dalla bocca, alleggerendo il lavoro dello stomaco.

Per una corretta masticazione bisognerebbe triturare il cibo (ovvero masticarlo) non meno di 50 volte, raddoppiandone il numero se si tratta di cibi più impegnativi (duri o particolarmente fibrosi). Contare il numero delle masticazioni può sembrare noioso o inutile, ma nel giro di qualche settimana abituerà il cervello alla giusta tempistica, e masticare in modo lento diventerà naturale a beneficio di tutto l'organismo.

Oltre a ciò, spesso ci dimentichiamo che avere a disposizione del cibo può essere un privilegio e anche un piacere. Quindi è bene cercare di assaporarlo lentamente e con calma per gustarlo davvero e individuare tutti i differenti sapori che sono presenti in un piatto.

11. Bere acqua, stop alle bibite gassate!

Spesso ci dimentichiamo di considerare le bibite, come Coca-Cola, aranciata, gassosa, ecc. come veri e propri alimenti calorici. Nella coscienza comune manca la consapevolezza che questi prodotti apportano molte calorie, altamente ingrassanti. Infatti esse oltre ai vari additivi chimici insalubri, contengono una grandissima quantità di zucchero. Chi beve abitualmente bibite, può in una giornata calda assumere, bevendo, oltre 100g di zucchero senza accorgersene, o meglio, senza neanche pensarci. Berne anche solo una lattina al giorno può provocare un aumento di peso considerevole, rispetto a quanto avverrebbe preferendo l'acqua.

L'indice glicemico dello zucchero disciolto in soluzione acquosa è più elevato di quello dello zucchero solido, perciò il potere ingrassante delle bibite è superiore di quello dello zucchero stesso. Quando si bevono le varie versioni "light", con dolcificanti ipocalorici, in realtà non si sta evitando il problema. Infatti, la sensazione di dolce viene percepita dal cervello e interpretata come se stiate assumendo degli zuccheri, quindi dei nutrienti; l'organismo perciò attiva comunque gli ormoni e gli enzimi lipogeni, bloccando la lipolisi. Non solo, ma dato che poi questi nutrienti effettivamente non arrivano, si ha un calo glicemico con conseguente nuovo desiderio di alimentarsi (o di bere). E ancora: i dolcificanti vi abituano al sapore dolce, rendendovi quindi sgraditi i cibi meno sapidi. Sarete perciò portati più a consumare alimenti calorici anzichè quelli più ricchi di micronutrienti, ma ipocalorici.

Oltre a favorire l'obesità nel loro consumo cronico, le bibite gassate, zuccherate o dolcificate, vengono spesso associate anche ad un aumento del rischio di diabete: una ricerca svolta presso l'Università del Texas ha dimostrato come il consumo di bibite a zero calorie aumenti il rischio di sviluppare il diabete di tipo 2 del 67%. Oltre al diabete, bisogna tenere presente anche i danni che queste bibite possono apportare al nostro cuore e alla nostra circolazione: secondo uno studio condotto dall'American Heart Association, le bibite light vengono associate anche ad un aumento dei problemi cardiovascolari: 42% di possibilità in più di avere ictus o attacchi cardiaci.

Che fare quindi? Semplice: butta via le bottiglie di Coca-Cola che hai nel frigo, e bevi invece molta acqua naturale - almeno 1.5 litri al giorno, che possono arrivare a 3 litri in estate. L'unica che possa dissetare veramente in modo naturale e senza controindicazioni a breve, medio o lungo termine: ricordati infatti che nessuna bevanda la può sostituire in modo completo. Se inizialmente hai difficoltà a bere l'acqua naturale, puoi provare con quella gassata con l'aggiunta di succo di limone. Se tutta quell'acqua non ti è gradita, puoi sostituirla in qualche assunzione con una bella tazza di the o infusi. L'importante è non zuccherarli né dolcificarli con sostituti dello zucchero. Vedremo in un prossimo capitolo le proprietà benefiche del miele, che rappresenta un valido e sano sostituto dello zucchero e dei dolcificanti.

Il modo migliore per imparare a smettere di bere bibite gassate è quello di avere un gruppo di sostegno. Chiedi ai tuoi familiari e amici di aiutarti con la gestione di questa abitudine, in modo da poter smettere gradualmente, ma totalmente, di bere bibite gassate per il resto della vita. Se qualcuno ti offre bevande gassate o cola, impara a rifiutare: smettere oggi significa, a tempo debito, che il corpo e la mente torneranno ad essere liberi da questa dannosa dipendenza.

12. Bevande dimagranti al mattino

Appena ti svegli e ti alzi dal letto, dopo aver bevuto almeno un bicchiere d'acqua, preparati una bibita naturale con cui depurare l'organismo e accelerare il metabolismo. Esistono diversi alimenti che hanno la capacità di accelerare il metabolismo e darci più energia. Sono conosciuti come termogenici, perché fanno sì che l'organismo bruci più calorie del normale.

Acqua tiepida e limone: hai solo bisogno del succo fresco di un limone e di un bicchiere d'acqua, che non deve essere né troppo fredda né troppo calda così che il corpo la accolga meglio per trarne tutti i benefici. Scaldala fino a temperatura tiepida, aggiungi il limone ed aspetta almeno 30 minuti prima di mangiare qualcosa per colazione: oltre alla sensazione di sazietà, questa bevanda risveglierà il tuo organismo ed accelererà la tua digestione.

Infuso di zenzero: la radice di zenzero è una pianta medicinale, molto adatta per perdere peso, combattere le infiammazioni, depurare od alleviare il mal di testa che a volte si ha appena svegli. Essendo una "spezia calda", è in grado di stimolare il metabolismo accelerando il consumo dei grassi accumulati in eccesso. Lo zenzero agisce più velocemente se assunto fresco o sotto forma di infuso. La ricetta per questo infuso è semplicissima: per un litro di infuso, avrai bisogno di un litro d'acqua, una bustina di polvere di zenzero, succo di un limone e miele a piacere. Porta ad ebollizione l'acqua in un pentolino, spegni il fuoco ed aggiungi un cucchiaino di polvere di zenzero per ogni persona, lascia in infusione per 5 minuti, filtra l'infuso e bevilo caldo a piacere, con l'eventuale aggiunta degli altri ingredienti.

Infuso di peperoncino di Cayenna, tè verde e miele: la combinazione tra peperoncino di Cayenna, tè verde e miele agisce da eccellente acceleratore dell'organismo e del processo dimagrante. Il peperoncino di cayenna è molto piccante: non devi soffrire nel consumarlo per dimagrire, sarà sufficiente aggiungere questa spezia poco a poco nei tuoi piatti, oppure sfruttare il potere di questa bevanda ogni mattina. Per prepararlo, non devi far altro che preparare un tè verde a cui poi aggiungere un pizzico di peperoncino di Cayenna. Se aggiungi un cucchiaio di miele, inoltre, aumenterai l'effetto termogenico di questa bevanda, oltre ad un gusto equilibrato.

Tè blu oolong: è il tè che va di moda negli ultimi tempi per perdere peso. Conosciuto anche come "tè blu", "tè qing" o "drago nero", è una varietà di tè su cui sono stati condotti numerosi studi che ne hanno dimostrato le proprietà dimagranti. Il tè oolong ha un sapore particolare, un mix tra tè verde e tè rosso. Puoi facilmente trovarlo nei negozi di prodotti naturali e, sebbene non sia così economico come il tè verde, vale la pena spendere un pochino di più, visti gli ottimi risultati. È molto ricco di antiossidanti, accelera il metabolismo epatico e riduce il colesterolo, previene e migliora il fegato grasso, aiuta a prevenire diversi tipi di cancro e ad aumentare le difese immunitarie in modo naturale. La preparazione è semplice: hai bisogno di un cucchiaino di foglie di tè oolong per ogni tazza d'acqua, possibilmente minerale naturale; porta l'acqua tra i 90 e i 100 gradi, aggiungi le foglie di tè e, una volta raggiunto il bollore, lascia riposare le foglie solo per 3 minuti, non di più, perché questa varietà di tè si ossida rapidamente.

Succo di ananas con aloe vera: si tratta di una combinazione eccellente per iniziare la giornata. Questi due ingredienti presentano benefici per i problemi del sistema digerente, come ad esempi la colite, la gastrite, il colon irritabile. Riducono le infiammazioni e disintossicano l'organismo, combattendo la sensazione di pesantezza. Sono alimenti diuretici, depurano i reni ed il sangue, e inoltre hanno la capacità di ridurre la cellulite poco a poco. L'ananas è un ottimo frutto presente in tutte le diete dimagranti; puoi mangiarne la quantità che desideri e ti garantirà un forte senso di sazietà, aiutandoti a digerire ogni cibo con cui lo accompagnerai. Per produrre questa bevanda avrai bisogno dei seguenti ingredienti: 2 fette grandi di ananas, 1 cucchiaio di polpa di aloe vera, 1 cucchiaio di semi di lino o lino macinato, un bicchiere d'acqua. La prima cosa da fare è preparare la polpa di aloe: è sufficiente un cucchiaio contenente il gel traslucido della pianta; versalo nel frullatore insieme all'ananas ed i semi di lino; frulla tutto fino ad ottenere un succo ben omogeneo, versando per ultimo il bicchiere d'acqua, quando tutti gli altri ingredienti saranno già ben amalgamati.

13. Digiunare 24 ore, una volta alla settimana

Il digiuno terapeutico non è una pratica moderna: già Platone, Socrate e Plutarco lo praticavano perché ritenevano che migliorasse le loro prestazioni fisiche e mentali. Gli arabi e gli egiziani lo consigliavano come cura per tutte le malattie. Oggi la scienza stessa ne ha dimostrato la sua efficacia: un digiuno di 24 ore è in grado di innescare dei processi benefici in tutto il corpo, dal cervello, al cuore fino a fermare la crescita del cancro. Gli studiosi affermano che può provocare un aumento circa del 40% della longevità.

Quali sono i benefici? Le ricerche hanno messo in evidenza come, dopo solo 24 ore di digiuno, nel cervello si formino nuovi neuroni, le infiammazioni si riducano ed il sistema immunitario si rafforzi, liberandosi delle cellule inutili o anomale, rigenerando quelle danneggiate e prevenendo la nascita di eventuali cellule cancerogene. Le cellule vengono stimolate a produrre nuovi globuli bianchi, in grado di rafforzare il sistema immunitario e combattere infezioni e malattie. La ricerca in merito continua, ma ciò che è certo è che un'abitudine di questo tipo andrebbe intrapresa regolarmente, ovviamente senza improvvisazione e sotto il consiglio del proprio medico.

Un recente studio effettuato dall'Intermountain Medical Center di Murray, nello Utah, conferma che per ottenere tutti i benefici elencati qui sopra è sufficiente un semplice digiuno di 24 ore, meglio se ripetuto periodicamente, per esempio proprio una volta alla settimana.

Basta astenersi dal cibo per 24 ore perché nel cervello si formino nuovi neuroni e vengano migliorate le connessioni sinaptiche tra di loro. Un team di ricercatori del National Institute on Ageing di Baltimora asserisce che periodi brevi e ciclici di digiuno proteggerebbero il cervello da malattie neurodegenerative, come Alzheimer e Parkinson.

Come fare quindi? Il mio consiglio è di digiunare dalle ore 20:00 di un giorno fino alle ore 20:00 del giorno successivo, così che le 24 ore di digiuno includano la notte e le ore di sonno, in cui non hai bisogno di cibo. Il digiuno inizia saltando la cena del primo giorno e si conclude mangiando la cena del secondo giorno. Durante le ore di digiuno bevi molta acqua, tè, infusi, spremute e succhi di frutta freschi (non confezionati). Puoi sgranocchiare una mela o un altro piccolo frutto. La nostra alimentazione così spesso ricca di cibi artificiali, pieni di sostanze chimiche che si accumulano nel corpo, e le errate combinazioni dei cibi che producono fermentazioni e putrefazioni, rendono necessario un periodo di purificazione. Se hai paura di morire di fame o dai crampi allo stomaco, ti sorprenderai nel constatare quanto il corpo sia in grado di saziarsi bevendo soltanto acqua e altri liquidi.

14. Approfittare del tempo da pendolare

Molti di noi sono costretti a viaggi quotidiani, più o meno lunghi, per andare a lavorare o studiare lontano da casa. Il viaggio per andare al lavoro spesso è il momento in cui le persone sono arrabbiate, fuori controllo e stressate. Ascoltare o leggere un libro che ti piace è un modo per rendere questo momento più piacevole, invece che qualcosa da temere.

La prossima volta che viaggi con i mezzi pubblici, voglio che tu faccia attenzione al comportamento degli altri passeggeri: probabilmente la maggior parte di essi staranno seduti come degli zombie, con lo sguardo perso e la mente che vaga tra i loro pensieri. Pensa a quanto tempo stanno perdendo stando seduti passivamente, ogni giorno, andata e ritorno, senza fare nulla di positivo per se stessi e per la propria salute, fisica e mentale.

Non guardare al viaggio come ad una perdita di tempo. Ascolta un audio-libro mentre guidi o mentre sei sui mezzi pubblici: puoi ascoltare un romanzo o un libro di narrativa, oppure un libro che ti aiuti e ti supporti nel tuo viaggio verso un nuovo stile di vita. Io sono appassionata della categoria di libri *self-help*, o auto-aiuto. Dai libri su come avere successo, come guadagnare di più, come essere felici, ai libri su come dimagrire, come mantenere il pensiero positivo, eccetera. Oppure prendi un auricolare e chiama un amico o un famigliare per metterti d'accordo per incontrarvi dopo il lavoro. Chiama qualcuno che non senti da tanto tempo: curare le proprie relazioni sociali è importante tanto quanto curare il proprio corpo e la propria mente. D'altronde, noi umani siamo animali sociali, e senza gli altri non potremmo vivere (e te lo dice un'introverta).

Ovviamente, potresti leggere un libro cartaceo o il giornale. Io preferisco gli audio-libri, perché se durante il viaggio capita di chiudere gli occhi e addormentarsi per un momento, il cervello immagazzina comunque le informazioni e le parole che sente direttamente nel subconscio.

Se vuoi accorciare il viaggio, alzati prima al mattino in modo da evitare il momento di maggior traffico, e la sera esci un po' prima o un po' dopo dal lavoro. Impara a dare valore al tuo tempo, è la risorsa più scarsa che ci sia. I soldi vanno e vengono, ma il tempo non può tornare.

15. Un Succo Verde al giorno toglie il medico di torno

Il Succo Verde è una bevanda energetica perfetta per tutte le persone ed è anche ideale per i bambini, che possono così godere dei benefici di molti vegetali a foglia verde in una forma più gustosa ed appetibile. È un succo adatto alla prima colazione ma lo si può assumere durante qualsiasi pasto e in qualsiasi momento della giornata. I succhi verdi sono diventati famosi negli USA grazie al Dr. Max Gerson e al suo omonimo metodo per curare se stesso e i suoi pazienti dal cancro.

Grazie all'assunzione di una dieta disintossicante basata su succhi di verdure, germogli e cibi crudi, questo metodo alternativo è riuscito a far guarire numerose persone da diverse malattie.

I benefici dei succhi verdi sono numerosi. Si tratta di bevande altamente alcalinizzanti, disintossicanti, idratanti e ricostituenti. Malattie, infiammazioni, vari dolori e tumori prosperano in un ambiente acido: regolando il PH e ristabilendo l'equilibrio nel tuo organismo, potrai ricostruire muscoli e cellule danneggiate.

I succhi verdi offrono un ampio spettro di sostanze nutrienti, derivate da diverse verdure e germogli. Inoltre, essi apportano una grande quantità di clorofilla, la quale, come abbiamo visto, neutralizza le tossine all'interno del tuo corpo, aiuta a purificare il fegato, aiuta a risolvere problemi legati al livello di zucchero nel sangue, regola la digestione e aiuta a ricostruire i tessuti. Le verdure a foglia verde contengono proteine e aminoacidi e non fanno innalzare il livello di zucchero nel sangue, a differenza di alcuni frutti e di alcune verdure come carote e barbabietole rosse (è meglio combinare questi vegetali in un succo a base di verdure verdi, poiché la fibre contenute in quest'ultime aiutano a limitare e rallentare l'assorbimento degli zuccheri).

Se vuoi rendere più dolce il tuo succo, hai a disposizione diverse opzioni: puoi aggiungere mele, pere, agrumi, ananas, carote, kiwi, susine, oppure un dolcificante naturale come la stevia. All'inizio, aggiungi quante mele o pere vuoi per rendere il sapore del succo più appetibile. Quando ti sarai abituato, potrai provare a berlo senza troppi "elementi dolcificanti" (che, in caso si tratti di frutta, fanno bene!). Chi soffre di diabete dovrebbe attenersi all'aggiunta di mele e pere e prestare attenzione alla loro quantità.

Normalmente, si consiglia di bere il succo non appena ottenuto, poichè i nutrienti iniziano ad ossidarsi se esposti alla luce e all'ossigeno. Puoi aggiungere del limone, che dà un buon sapore e ne rallenta l'ossidazione. Se non hai intenzione di berlo subito, conservalo in un contenitore o in un barattolo chiuso ermeticamente e bevilo entro 24 ore, anche se si pensa che un succo ottenuto da un estrattore possa durarne anche 48-72. Se invece utilizzi una centrifuga, bevilo entro 24 ore. Puoi anche refrigerare i tuoi succhi tenendoli sempre chiusi ermeticamente.

Ricorda di evitare i succhi preconfezionati che trovi al supermercato. Questi prodotti sono pastorizzati, scaldati fino al punto in cui tutte le vitamine e minerali vengono danneggiati. Inoltre, sono ricchi di zucchero. Per questo motivo, bere questi succhi di frutta innalzerà la tua glicemia per poi farla precipitare, causando malessere fisico e mentale.

I succhi freschi, invece, apportano energia naturale, enzimi, vitamine, minerali, e molto altro. Tra questi due tipi di prodotti non c'è partita per quanto riguarda la tua salute! Ti sorprenderai dell'energia che puoi avere una volta che il tratto digestivo è stato liberato dai detriti. Quando il tuo sistema non viene pulito regolarmente, può succedere che si crei una condizione cronica di autointossicazione, dove le tossine create dalla putrefazione dei cibi stagnanti nel colon si riversano nel flusso sanguigno. Per depurarsi basta bere un succo verde con regolarità, oppure dedicare un giorno alla settimana in cui disintossicarsi completamente, arrivando a bere 2 litri di succhi verdi durante tutto l'arco della giornata. Dovresti capire esattamente quando è il caso di non berne più e quando puoi prenderne ancora. Ascolta il tuo corpo e usa il buon senso.

Ho raccolto più di 70 ricette nel mio libro "Succhi: estratti, centrifugati e frullati", che puoi trovare su Amazon.it oppure a questo link: http://amzn.to/1NaNi8b

Se vuoi sperimentare, ricorda che la regola principale è la semplicità! Parti con una base di sedano o di cetriolo, poi scegli un tipo di verdura a foglia verde e successivamente addolcisci il tutto con della frutta. Per esempio: cetriolo, prezzemolo e mela. Molto semplice e rinfrescante!

Molti si chiedono se mangiare qualcosa insieme a un succo verde sia giusto o sbagliato. La risposta è: dipende dal tuo corpo! Se ti ritrovi affamato dopo aver bevuto il tuo succo, sei libero di aggiungerci uno spuntino leggero. Puoi combinare il succo fresco con della frutta di stagione o con un'insalata. Bevi prima il succo e aspetta almeno 15-20 minuti prima di mangiare cibo solido.

Per chi soffre di diabete, il succo verde è una bevanda perfetta. Può essere bevuto puramente composto da verdure oppure può essere addolcito con frutta a basso indice glicemico, come per esempio una mela verde, una pera verde, limoni e lime. Assicurati di chiedere al tuo medico prima di farlo!

Per quanto riguarda la polpa che viene scartata dal tuo macchinario, esistono diversi modi per riutilizzarla. Puoi reintrodurla nel macchinario per ottenere ancora più succo. Puoi usarla per creare deliziosi crackers, muffins, torte e biscotti, specialmente con la polpa di carote. Oppure, puoi usarla come concime per le piante!

16. Mangiare l'arcobaleno!

C'è uno stretto legame tra il colore di un alimento e il suo contenuto, soprattutto per quanto riguarda i micronutrienti (vitamine e sali minerali). Attualmente sono noti più di duemila pigmenti presenti naturalmente negli alimenti, e di molti di essi si conoscono importanti benefici per la nostra salute. Tra questi, l'attività antiossidante, cioè la capacità di inattivare i radicali liberi e interrompere la distruzione delle membrane cellulari e l'invecchiamento precoce dei tessuti. Non c'è da stupirsi se ci sentiamo istintivamente attratti dai colori vivaci della frutta fresca e degli ortaggi! L'industria alimentare lo ha compreso benissimo e ci propone i colori "giusti" sia nell'imballaggio sia nell'alimento, in tal caso con coloranti spesso di sintesi chimica. Quindi, negli alimenti elaborati, i colori vivaci dovrebbero insospettirti; nei salumi il rosso vivo può essere dato dall'aggiunta di nitrati, conservanti aggiunti per scongiurare la presenza di un terribile batterio, ma anche per dare alla carne un colore rosso intenso, segno per il consumatore meno informato di freschezza e bontà.

Vediamo le differenze tra i vari colori degli alimenti.

Rosso

Simboleggia energia, forza, allegria, passione; un colore stimolante e tonificante quindi, da usare soprattutto nella prima parte della giornata, o quando serve "una marcia in più". I cibi rossi hanno un potente effetto antiossidante. Contengono una ricca gamma di sali minerali e oligoelementi. Nei pomodori ben maturi, soprattutto nella buccia, c'è il licopene, un agente antiossidante con attività protettiva nei confronti dei tumori. I cibi di colore rosso sono: pomodori, ciliegie, angurie, alcuni tipi di cipolle, peperoni, peperoncino, ribes rosso, fragole, lamponi, arance rosse, ravanelli, rabarbaro, uva rossa, pompelmo rosa.

Giallo

Simboleggia il sole, il buon umore. Stimola creatività e concentrazione. I cibi di colore giallo contengono luteina e zeaxantina, antiossidanti protettivi soprattutto dell'occhio. Da assumere per una costante ricarica di vitamina C ed A. Sono i meloni gialli, gli agrumi, peperoni gialli, mais, banane, mango, ananas.

Blu e viola

Simboleggiano calma, riposo, riflessione, spiritualità. Questi cibi contengono antociani, potenti antiossidanti, utili per proteggere il cuore, il cervello e gli occhi. Si possono trovare all'interno di: mirtilli, more, fichi, melograni, melanzane, prugne, barbabietole, cavolo viola, uva, alcune ciliegie, alcune cipolle, ravanelli, bacche di acai. L'uva è la migliore fonte di resveratrolo, un composto vegetale naturale che combatte le malattie legate all'età.

Bianco

Simboleggia purezza, pulizia, igiene. Gli ortaggi di colore bianco contribuiscono a rafforzare il nostro sistema immunitario e sono ricchi di composti anti-cancro e anti-virali. Cavolfiori, cipolle, pastinache, patate, aglio, zenzero, funghi, porro, banana.

Verde

Simboleggia calma, equilibrio; adatto in ogni momento della giornata. Questi cibi contengono clorofilla, vitamina C, magnesio, potassio, calcio. Le verdure di colore verde scuro contengono un antiossidante chiamato luteina, un fitochimico molto importante che protegge gli occhi dai problemi dovuti all'età. Gli alimenti di questo colore sono insalate, peperoni verdi, fagiolini, piselli, cavoli, spinaci, bietole, zucchine, kiwi, carciofi, avocado, asparagi, mele Granny Smith, sedano, rucola, cetrioli.

Arancione

Simboleggia forza di volontà, concentrazione mentale, creatività. Il colore arancione è dato dalla presenza di carotenoidi, tra cui il betacarotene, che viene trasformato dal nostro organismo in vitamina A, potente antiossidante che mantiene sana la pelle, rafforza il sistema immunitario e riduce il rischio di malattie dell'occhio. Lo troviamo in: carote, zucche, meloni, albicocche, patate dolci, papaia, agrumi, pesche.

17. Non volare basso – cambia la tua vita!

Non pensare in piccolo.

Se già stai sprecando energia per pensare, tanto vale farlo in **grande**!

È ora di lasciare da parte i "*Vorrei, ma non posso*". È arrivato il momento di cambiare tutto ciò che non ti piace della tua vita quotidiana. Forse lavorare 70 ore alla settimana non è quello che vuoi realmente. Forse vuoi abbandonare la carriera. Forse la tua relazione amorosa non ti soddisfa più, ma assorbe molto del tuo tempo. Forse hai sempre avuto voglia di lanciarti in un'avventura, ma non hai mai avuto il coraggio di combattere contro gli ostacoli della vita. Fai un quadro generale della situazione e guarda quali cambiamenti puoi apportare per riprendere il controllo della tua vita, abitudine dopo abitudine, passo dopo passo!

*"Tu sei dove sei e ciò che sei a causa di te stesso. Tutto ciò che sei oggi, o che sarai in futuro, dipende da te. **La tua vita attuale è la somma delle tue scelte**, decisioni e azioni fatte fino a questo momento. Puoi plasmare il tuo futuro modificando i tuoi comportamenti. Puoi fare scelte nuove e prendere decisioni che siano più coerenti con la persona che vuoi essere e con le cose che vuoi realizzare nella tua vita."* – Brian Tracy.

18. Essere più egoista

La buona educazione è importante per andare d'accordo con gli altri e imparare le regole del saper vivere civile, ma la felicità è ben altro. Mai quanto oggi essere felici è, infatti, sempre più un concetto tragicamente sfuggente e difficile da realizzare nella routine quotidiana: la libertà in cui si vive spesso è solo d'apparenza e ogni giorno ci si scontra con le difficoltà dell'essere parte di una società che corre senza mai sapersi fermare.

Alla maggior parte di noi, l'educazione ci ha insegnato a soddisfare gli altri più che noi stessi. Ascoltare i desideri e le necessità degli altri prima di noi stessi significa perdere di vista i nostri bisogni, riducendo al silenzio la voce interiore. Purtroppo, per il sesso femminile le pressioni esterne diventano di frequente ancora più gravi e pesanti.

La società ci ha fatto dimenticare la nostra capacità di ribellarci. La vera generosità non è semplicemente essere sempre disponibili per gli altri trascurando la propria vita, bensì altruismo, capacità di ascoltare e dare secondo il cuore. La forma "corretta" di egoismo che prende il nome di "amore per se stessi" può convivere perfettamente con la generosità.

Infatti, essere sempre disponibili aumenta la frustrazione e con il tempo è possibile arrivare addirittura ad avvertire la sensazione di soffocamento tipica di quando manca il respiro, come se si fosse in trappola. Evitare i conflitti non è una buona soluzione, anzi qualche volta un litigio, soprattutto se gestito in modo costruttivo, permette di dare vita a una comunicazione più sana. La costruzione di relazioni positive e sincere passa attraverso l'ascolto autentico di se stessi e dei propri desideri.

Prova a fare una lista di tutte le situazioni, oggetti o persone che contribuiscono al tuo buon umore e cerca, durante la giornata, di soddisfare i piccoli piaceri che rendono più allegra e vitale la tua esistenza. Inizia a dare più spazio a ciò che ti fa sorridere e a coltivare il piacere più che il senso di dovere. Perché anche l'attività più stimolante, vissuta con la pesantezza dell'obbligo, spegne l'entusiasmo; viceversa la giornata più dura, affrontata con consapevolezza, può rivelare delle belle sorprese.

Prendersi cura di sé, ascoltare in primo luogo le indicazioni che sgorgano dal proprio animo, allontanarsi dal modo comune di pensare, stare in contatto con se stessi sono tutte forme sane di egoismo che caratterizzano le persone di successo.

Una buona dose di egoismo è naturale e tipico dei bambini e degli animali; come tutte le spinte istintive e biologiche. Ci porta all'autoaffermazione e quindi all'autostima. È sbagliato considerarlo come un difetto, piuttosto ad essere dannosa e innaturale è la sua repressione.

19. L'importanza della visualizzazione

Parlando di pensiero positivo o tecniche mentali, la maggior parte delle persone tende ad essere sprezzante, indifferente o semplicemente scettica. Non sottovalutare il potere della mente, anche quando si tratta di perdere peso!

Imparare a visualizzare i tuoi obiettivi è importante per manifestare i tuoi desideri nella realtà. Molti vogliono manifestare ricchezza, abbondanza, un lavoro nuovo, un partner ideale, un fisico migliore. La verità è che la legge di attrazione funziona in modo unico per ogni individuo.

Ognuno di noi possiede il proprio miglior modo per attrarre ciò che vuole nella sua vita, perchè quel modo è quello che lui crede più giusto nel suo inconscio. Non ci sono credenze negative che lo limitano in tal senso.

Secondo Alessandro Antonietti, Professore ordinario di Psicologia Generale presso la Facoltà di Psicologia e Direttore del Dipartimento di Psicologia dell'Università Cattolica di Milano, la visualizzazione mentale facilita effettivamente il problem solving.

In una sua ricerca pubblicata nel 1991, il Prof. Antonietti sostiene che la visualizzazione mentale aiuta il cervello ad individuare gli elementi chiave di un problema, fornendo un quadro semplificato della situazione.

Insomma, visualizzare è un'abitudine utile per raggiungere i nostri obiettivi. ma come funziona? È stato dimostrato che la visualizzazione dell'obiettivo finale ottiene risultati mediamente inferiori rispetto a quella del processo per raggiungere l'obiettivo stesso. Visualizzare esclusivamente il risultato desiderato può avere delle controindicazioni;

bisogna invece creare nella nostra mente l'immagine di noi stessi mentre ci impegniamo nel perseguire i nostri traguardi: è questo ciò che di fatto ci sprona all'azione.

Il fatto che concentrarsi esclusivamente sul risultato finale sia controproducente, non significa che tu non debba avere chiaro in mente il tuo obiettivo. Definito il tuo traguardo, inizia a pensare quali azioni devi intraprendere per raggiungerlo. Non ti proiettare troppo in là nel futuro: pensa alle azioni da compiere questo mese, questa settimana, domani. Ogni giorno, visualizza per almeno 5 minuti te stesso mentre compi le azioni necessarie a raggiungere i tuoi obiettivi. Immagina di essere estremamente motivato mentre completi le tue attività. Immagina la semplicità e la naturalezza con cui porti a termine i tuoi impegni, e presto manifesterai nella realtà i tuoi desideri.

20. Evitare le abbuffate

Con "abbuffata" si intende un'assunzione di cibo in quantità eccessiva. Le abbuffate sono una caratteristica tipica di molti problemi alimentari, e sebbene simili dal punto di vista "oggettivo", portano con sé cause e conseguenze diverse a seconda del problema sottostante.

Il disturbo da alimentazione incontrollata si basa sulla presenza di abbuffate incontrollate, in diversi momenti del giorno, per diversi giorni consecutivi. Il consumo dei cibi spesso avviene di nascosto, in solitudine, e questo fa pensare che la persona in qualche modo si vergogni di sé e di questa perdita di controllo.

Ciò conduce ad un maggior rischio di obesità, con tutte le ulteriori conseguenze che essa comporta: diabete, ipertensione, problemi cardiovascolari, colesterolo elevato.

Anche chi riesce a tenere sotto controllo il peso entro valori nella norma, può subire delle conseguenze nocive a causa dello squilibrio nell'alimentazione, tra cui problemi di digestione o problemi al fegato.

Solitamente, infatti, i cibi prediletti in queste abbuffate sono molto calorici, che possono essere mangiati rapidamente, come panini, biscotti, dolci, bevande zuccherate e gassate.

Alimento molto ricercato in questi momenti è il cioccolato, probabilmente perché in grado in produrre maggiori quantità di serotonina, ormone che aumenta il benessere psicofisico, capace di far sentire meglio il soggetto nel giro di poco tempo.

Molto spesso si utilizza il cibo per riempire e colmare alcune carenze della nostra vita. Attraverso il cibo ci si dona gioia, euforia, buon umore: in altre parole, soddisfazione. Per questo motivo, il problema con il cibo non si può risolvere puntando soltanto sull'avere una corretta dieta da seguire. Il cibo è un mezzo che si è trovato per colmare altre situazioni emotive che non si è in grado di gestire e/o superare. Senza raggiungere una serenità psicologica, non sarà possibile seguire in maniera costante il sano regime alimentare proposto.

È sempre utile arricchire la propria vita con nuove attività e passatempi, come nuovi sport o hobby particolari. Nei prossimi capitoli, ti mostrerò alcune tecniche per rafforzare la tua disciplina e forza di volontà, per poter resistere agli attacchi di fame nervosa che spesso conducono a delle abbuffate incontrollate.

21. Fare attenzione alla lista della spesa

Molte persone impostano i propri obiettivi e si preparano a seguire una dieta più sana, ma spesso sbagliano a compilare la loro lista della spesa (o, peggio ancora, non la scrivono neanche). I supermercati sono luoghi ricchi di tentazioni ipercaloriche e poco sane, vendute a basso costo, spesso messe bene in evidenza vicino alle casse. Non di rado ci sono anche diversi cibi caldi già pronti che tentano con il loro profumino. Come resistere quindi?

Il primo stratagemma per evitare di cadere in tentazione è andare a fare la spesa dopo aver mangiato. Basta anche uno spuntino con una mela o con della frutta secca prima di uscire. Andare a fare la spesa quando siamo stanchi, nervosi e affamati ci espone infatti al rischio di mettere nel carrello cibi spazzatura, dolci o salati che siano in base alle preferenze personali, ma pur sempre poco dietetici. Anche dei piccoli digiuni come quelli che, gioco forza, siamo costretti a fare prima di pranzo o cena possono portare le persone a operare scelte alimentari non salutari durante la spesa, o comunque possono influenzare la quantità dei prodotti acquistati. Avere lo stomaco pieno prima di varcare l'ingresso del supermercato è fondamentale per chi vuole concentrarsi sulla salute e non cedere alle piccole tentazioni.

Fare la lista della spesa a casa è il secondo principio fondamentale: compilala prima di uscire, e includi tutto l'occorrente per realizzare piatti dietetici e sani e tante crudités per smorzare gli attacchi di fame senza ingrassare. Cerca di preferire frutta e verdura biologica, maggiormente nutriente e priva di contaminanti, e di frequentare piccoli supermercati e fruttivendoli piuttosto che gli ipermercati. Se abiti nelle vicinanze di un mercato contadino, perché non recarsi lì per rifornirsi di frutta e verdura fresca? Gli ipermercati sono ricchi di offerte di cibi grassi e insalubri, venduti a poco prezzo. Dopo aver scritto la lista, costringiti a comprare solo quello che c'è scritto: ciò ti aiuterà anche a spendere meno.

Anche lo stato d'animo è importante. Meglio non fare la spesa se sei triste o nervoso: rischieresti di comprare in maniera compulsiva per soddisfare i tuoi umori. Percorri il supermercato dando la precedenza a frutta e verdura, carne, pesce, legumi e uova, cosa di solito facilitata nella maggior parte dei supermercati, giacché questi prodotti sono presenti nei corridoi esterni. Addentrati nei corridoi interni solo se necessario: solitamente sono quelli delle merendine, dei biscotti, dei cibi pronti e degli snack.

Quindi, quali sono i cibi che non devono mancare nel tuo carrello?

Prima di tutto, le verdure. Tutte. Ovviamente in base alle stagioni, scegli pure le verdure da che più ti piacciono e non avere paura di assaggiarne di nuove, sperimentando ricette sempre diverse e consumandole sotto forma di succhi freschi, centrifugati e passati, se non gradisci la consistenza croccante.

La frutta non deve mai mancare nella tua lista delle spesa, tanto meglio se biologica e di stagione.

Il pesce, meglio se pescato e non da allevamento. Via libera ai pesci di piccole dimensioni che accumulano meno contaminanti in corpo, come sgombro, sardine e sarde. Sarebbe meglio evitare i pesci conservati in scatole di latta, meglio scegliere prodotti al naturale, conservati in barattoli di vetro.

Come vedremo in un altro capitolo, l'uso di spezie nei tuoi piatti è importante per chi vuole dimagrire velocemente. Dal curry allo zafferano, dalla curcuma al peperoncino. Insaporiranno i tuoi piatti senza aggiungere calorie e grassi, spesso accelerando il tuo metabolismo.

Per quanto riguarda le carni, è meglio acquistare quelle da allevamenti non intensivi e biologici, e in quantità moderate. No ad insaccati e carni conservate.

Le uova meglio fresche e biologiche, da allevamento all'aperto.

Latte e derivati vanno consumati con moderazione. Puoi provare i surrogati vegetali del latte, come quello di soia, di riso e di mandorle. Il latte di capra è molto nutriente in quanto questo animale non è soggetto ad allevamenti intensivi.

L'olio extravergine d'oliva non può mancare, meglio se spremuto a freddo e con processo meccanico L'olio d'oliva è un condimento molto calorico ma i suoi acidi grassi essenziali e nutrienti sono preziosi per il corretto funzionamento del nostro organismo.

Noci e semi, anche questi molto calorici ma essenziali per fornirci grassi buoni e aumentare il senso di sazietà. Ovviamente vanno consumati con moderazione, ma tra un pacco di patatine e 6 mandorle al pomeriggio, è ovviamente di gran lungo meglio la frutta secca.

La compilazione della lista della spesa e l'acquisto dei generi alimentari sono un passaggio fondamentale per costruire una sana alimentazione per la famiglia. Se hai uno o più figli, la semplice condivisione della spesa al supermercato con loro può rappresentare un primo momento di educazione alimentare. Condividi con lui la selezione di ciò che mettete nel carrello, fatti aiutare a trovare sugli scaffali il prodotto che stai cercando e invitali a scegliere della bella frutta colorata o qualche verdura particolare da assaggiare una volta rientrati a casa. Al momento del pagamento alla cassa dai un'occhiata al contenuto del carrello: se trionfano frutta e verdura di ogni tipo, prodotti integrali, legumi e pesce, avrete fatto proprio un buon lavoro; se invece hanno la meglio i prodotti industriali, merendine, biscotti farciti, affettati e formaggi con patatine fritte e bevande zuccherate, forse è meglio fermarsi a riflettere.

È preferibile che gli acquisti al supermercato vengano fatti tutti insieme una volta alla settimana, invece che comprare qualcosa ogni giorno: così dovrai resistere alle tentazioni dei reparti più sfiziosi solo una volta in una settimana.

22. Leggere le etichette

"Siamo ciò che mangiamo". E ciò che mangiamo è riportato sulle etichette alimentari, a volte in modo chiaro ed esauriente, a volte con indicazioni sommarie e poco chiare. In realtà, alcune informazioni sono obbligatorie e regolamentate per legge, mentre altre sono facoltative o complementari.

Per legge, l'etichetta alimentare è definita come *"l'insieme delle menzioni, delle indicazioni e dei marchi di fabbrica o di commercio, delle immagini o dei simboli che si riferiscono ad un prodotto alimentare e che figura direttamente sull'imballaggio o sulla confezione o su una etichetta appostavi o sui documenti di trasporto"*.

Il requisito principale dell'etichetta alimentare è quello di informare il consumatore sulle reali caratteristiche del prodotto, al fine di orientarne al meglio la scelta commerciale. Ciò prevede, quantomeno, una totale chiarezza e il divieto verso qualunque tipo di illusione qualitativa e nutrizionale.

Il produttore è tenuto a citare la marca, la denominazione, il peso sgocciolato (privo delle porzioni non eduli come, ad esempio, il liquido di governo), la quantità netta (priva di tara), l'elenco degli ingredienti, eventuali allergeni e, se previste, data di scadenza, modalità di conservazione, paese di origine e luogo di provenienza.

In particolare, è importante imparare a leggere il valore energetico (espresso in calorie, Kcal) e la quantità di determinati nutrienti che rientrano nella composizione: i grassi, tra cui quelli saturi, i carboidrati tra cui gli zuccheri, le proteine, altri micronutrienti, nonché una dicitura specifica per il contenuto di sale. Queste quantità sono spesso riferite a una porzione di prodotto, e a fianco puoi trovare le quantità riferite a 100 grammi o a 100 ml di prodotto. Se per esempio stai leggendo l'etichetta di una bibita in lattina da 500 ml, dovrai moltiplicare per 5 le quantità riportate nella tabella riferita a 100 ml di prodotto!

Generalmente, un prodotto di qualità viene valorizzato elencando le sue proprietà nutrizionali e pubblicizzando la natura e l'origine dei suoi ingredienti. Per esempio la dicitura "olio extra vergine di oliva da olive italiane" anziché "olio di oliva" valorizza il prodotto, perché specifica una caratteristica ben precisa di un suo ingrediente. Il produttore è obbligato, per legge, a rispettare la veridicità delle informazioni riportate in etichetta, per cui il termine dev'essere per forza di cose veritiero. Eventuali descrizioni del metodo di produzione e certificazioni di qualità contribuiscono ad aumentare la qualità percepita del prodotto.

L'ordine con cui gli ingredienti appaiono in etichetta non è casuale, ma è regolato per legge. In particolare i vari componenti devono comparire in ordine decrescente di quantità. Significa che il primo ingrediente dell'elenco è più abbondante del secondo, che a sua volta è più abbondante del terzo e così via. Pertanto, controllando l'ordine degli ingredienti di due prodotti simili possiamo farci un'idea su quale dei due sia qualitativamente migliore.

Poiché gli ingredienti appaiono in ordine di quantità, alcune etichette alimentari possono trarre in inganno il consumatore. Se per esempio vengono utilizzati due tipi diversi di grassi (margarina e strutto), questi compaiono in etichetta come due ingredienti distinti. In realtà appartengono entrambi alla categoria dei grassi e nel loro insieme possono rappresentare un quantitativo superiore (ad esempio, 25% + 25% = 50%) a quello impiegato per la produzione di un secondo prodotto in cui il termine strutto compare per primo tra gli ingredienti (con percentuale 40%) ma che non viene associato ad altri grassi. In questo caso il contenuto lipidico complessivo del secondo prodotto è inferiore rispetto a quello del primo.

Non lasciarti ingannare dalle dimensioni delle confezioni. Prendiamo per esempio due tavolette di cioccolato delle stesse dimensioni: la prima costa 1 euro ed è spessa 1 cm (100 grammi), mentre la seconda costa 0,90 € ed è spessa 0,6 cm (60 grammi). Se il consumatore sceglie il cioccolato in base alla dimensione della confezione sarà portato ad acquistare il secondo prodotto, ignaro della differenza di peso dei due alimenti.

Fai attenzione alla scritta promozionale "senza zucchero"! Quando ti capita di vederla, leggi attentamente l'etichetta. Se tra gli ingredienti compare una delle seguenti diciture: "sciroppo di glucosio", "sciroppo di fruttosio", "maltosio" o "amido di mais", l'alimento contiene indirettamente dello zucchero. Queste sostanze infatti hanno un alto indice glicemico e sul nostro organismo hanno lo stesso effetto dannoso dello zucchero.

Tra gli ingredienti rientrano anche gli aromi e qui occorre una precisazione: quando troviamo scritto genericamente "aromi" significa che si tratta di aromi artificiali, prodotti in laboratorio. Diversamente, se compare la dicitura "aromi naturali" si tratta di essenze, estratti, succhi ottenuti da materie vegetali.

Per quanto riguarda gli additivi, si tratta di sostanze autorizzate dalla legge italiana solo per determinati alimenti e in quantità ben precise, usate per diversi motivi: sono i famosi coloranti, emulsionanti, antiossidanti, edulcoranti. Ne esistono centinaia e ad ognuno corrisponde una sigla, che può essere sostituita dalla dicitura esatta dell'additivo, costituita dalla lettera E seguita da un numero: le sigle da E100 a E199 indicano i coloranti, quelle da E200 in su si usano invece per gli altri tipi di additivi. Anche se autorizzati dall'Unione Europea, meglio sempre preferire tutti quei prodotti a più basso contenuto di additivi.

Se leggi "senza zuccheri aggiunti", tra gli ingredienti non devi trovare né saccarosio, glucosio, lattosio, maltosio, fruttosio, destrosio, sciroppo di glucosio, né altri prodotti con proprietà dolcificanti (per esempio il miele).

Per concludere, è importante ricordare che le illustrazioni riportate sulle confezioni sono puramente indicative. Hanno lo scopo principale di richiamare la tua attenzione e non sono necessariamente legate all'aspetto reale del prodotto!

23. Non contare le calorie

Il calcolo delle calorie dei cibi rappresenta un vero scoglio, spesso insormontabile, per moltissime persone che si avvicinano al mondo dell'alimentazione salutista. D'altronde, questa pratica è sicuramente utilissima per atleti e per chi ha esperienza nel mondo dell'alimentazione.

Per quanto riguarda i principianti, ormai il calcolo delle calorie è diventato lo spauracchio della dietologia: tutti i modelli alimentari "di moda" negano ormai la necessità di calcolare le calorie per rimanere in peso forma o dimagrire (vedi dieta di Montignac, dieta a zona, low carb, ecc.).

Per mantenersi in forma non occorre calcolare ogni giorno le calorie di ciò che si mangia, ma è pur vero che conoscere le calorie di quello che ingeriamo con una approssimazione sufficiente è condizione necessaria di una buona coscienza alimentare ed è quindi fondamentale per mantenere il peso forma a lungo termine.

Quello che ho notato è che per restare in forma in maniera sana a naturale, bisogna mangiare un sacco di alimenti freschi come insalate, verdure al vapore e qualche porzione di frutta fresca, perché chi è magra e sa regolarsi da sola, sa che questo è un trucco importante per restare in forma, senza calcolare le calorie di ogni singolo boccone.

Se punti su insalate, verdure crude e cotte, sicuramente mangerai di più senza attentare alla linea, ma con molta più soddisfazione e felicità perché con poche calorie sarai sazio e contento di non avere più fame.

Insomma, non preoccuparti troppo del calcolo delle calorie: è importante, ma se stai cambiando stile di vita e sei un principiante nel mondo del fitness e della sana alimentazione, allora ti basta pensare ai cibi che scegli. Questi dovranno essere sani e genuini, ciò che ci ha donato la natura: cereali, frutta, verdura, carne, pesce, uova...

Infatti, non è la stessa cosa assumere 100 calorie di frutta o di biscotti, dato che il corpo non digerisce e assimila i nutrienti allo stesso modo. Ad esempio, se si mangia un alimento come l'avocado che è molto calorico, ma ricco di grassi salubri e di fibre, l'organismo assimila più facilmente tali grassi e, inoltre, le fibre che contiene aiuteranno a eliminare meglio ciò di cui non si ha bisogno. Al contrario, se si mangia un alimento ricco di zuccheri, grassi dannosi e farine raffinate, probabilmente il corpo lo identificherà immediatamente come un alimento da immagazzinare poiché apporta molti meno nutrienti. A parità di calorie, vince sempre il cibo naturale e sano.

Inoltre, esistono alimenti che fanno dimagrire perché le calorie bruciate dall'organismo per digerirli sono superiori alle calorie che essi contengono. Questi cibi sono conosciuti come alimenti a valore calorico negativo e sono principalmente frutta e verdura, come quella elencata qui di seguito.

Verdura: aglio, cipolla, spinaci, cavolo, asparagi, barbabietola, pomodoro, broccoli, carota, sedano, melanzana, zucchina, cetriolo.

Frutta: mela, melone, frutti rossi, limone, papaya, ananas, pompelmo.

24. Variare la tua dieta

Mangia sempre cose diverse!

Variare l'alimentazione evitando di mangiare sempre le stesse cose è fondamentale per due motivi: da una parte ci assicuriamo tutti i nutrienti e i micronutrienti che ci servono e dall'altra evitiamo l'«effetto accumulo» di sostanze indesiderate, come tracce di pesticidi presenti in frutta e verdura, e di additivi quali conservanti e coloranti aggiunti in molti alimenti di uso comune. L'equilibrio ideale si raggiunge solo combinando in modo regolare i diversi ingredienti. Per uscire dalle solite abitudini, imponetevi di mettere nel carrello della spesa settimanale un alimento mai assaggiato, che si tratti di una verdura o frutta mai sperimentata, una variante sconosciuta di cereali o pesce, un alimento ricco di

proteine vegetali al posto della carne.

Sperimenta nuove ricette, nuovi piatti, nuove combinazioni, nuove spezie. Divertiti in cucina, facendo attenzione non solo alla linea ma anche al gusto. Variando la tua alimentazione, noterai progressi più veloci senza nemmeno accorgertene.

25. Non mangiare davanti alla TV

In molte case c'è una televisione in cucina, o in ogni caso di fronte al tavolo dove la famiglia si riunisce a pranzo e a cena. Non è insolito che anche durante la pausa pranzo le persone consumino il loro pasto restando alla loro postazione di lavoro per non "perdere tempo" e continuare a lavorare.

I bambini sono le persone che più risentono di questa cattiva abitudine. I bambini sono più propensi a consumare grassi e zuccheri e non si rendono conto di quando sono sazi perché prestano più attenzione ai cartoni animati, che al cibo che mangiano. Non c'è dubbio che questa abitudine contribuisca a far sviluppare disturbi di peso e a modificare i rapporti e i comportamenti all'interno della casa e della famiglia.

Il problema non è tanto il guardare la televisione, quanto il fatto che nel momento in cui i bambini e gli altri membri della famiglia, di qualsiasi età, guardano la tv, mangiano senza far caso alla quantità. Guardare la televisione inibisce la sensazione di sazietà poiché il cervello si concentra su altre cose, cioè su quello che si sta guardando alla tv.

Quando guardiamo la televisione ci rilassiamo, evadiamo dalla routine quotidiana e dai problemi (a meno di non guardare i telegiornali!), come se ci rifugiassimo in un mondo di fantasia. È per questo motivo che mangiamo di più senza rendercene conto; non solo, ma spesso siam invogliati a mangiare stuzzichini e snack, la maggior parte dei quali ha un alto contenuto di grassi e zuccheri.

Quindi, bisogna eliminare l'abitudine di portarti qualcosa da mangiare quando ti siedi sul divano per guardare la televisione. Cerca di ridurre la quantità di ore che tu, i tuoi bambini e i tuoi famigliari passate di fronte alla tv. Durante i pasti spegnete il televisore: non c'è niente di meglio di fare una chiacchierata in famiglia e di condividere dei bei momenti in compagnia dei vostri figli!

26. Capire l'importanza del sonno...
e dormire!

Gli esperti sono ormai concordi nell'affermare che dormire bene aiuta a dimagrire perché stimola il metabolismo. Si tratta di una teoria condivisa da molti, ma messa in pratica da poche persone: è infatti difficile con i ritmi di vita moderni riuscire a dormire tanto, ma soprattutto bene. Secondo numerosi studi, dormire poco causa maggiore appetito che ci porta quindi a mangiare di più durante il giorno. Svegliarsi riposati, invece, è il modo migliore e più facile per seguire un'alimentazione equilibrata, con una buona colazione, un pranzo ricco di nutrienti e una cena leggera, che aiuta a riposare meglio.

Alcuni ricercatori dell'Università della Pennsylvania hanno studiato 90 volontari, obbligandoli a ridurre le ore di sonno per 5 giorni. Il risultato dell'esperimento è che si può ingrassare fino a un 1kg e mezzo nel giro di pochi giorni! Non dormire mai abbastanza fa saltare gli equilibri del nostro metabolismo, pregiudicando la produzione di ormoni come la melatonina, il cortisolo, la leptina e la grelina, che aumentano l'appetito. La carenza di sonno incide inoltre sulla regolazione della glicemia, aumentando la resistenza all'insulina e aprendo la strada allo sviluppo del diabete.

Dieta e sonno sono strettamente correlati: chi segue un'alimentazione ricca di grassi e disordinata, difficilmente riuscirà a riposare come si deve. Si viene così a creare un circolo vizioso, perché chi dorme poco tenderà anche a mangiare peggio e ad introdurre più calorie durante il giorno. Per migliorare la situazione basta poco: di sera sarebbe meglio evitare un pasto abbondante che ha bisogno di una lunga digestione; puoi provare qualche tisana che aiuti a rilassare e a digerire, oltre a conciliare il sonno. Prima di andare a letto, una dose di magnesio in polvere in un bicchiere d'acqua calda ti farò riposare bene e rilasserà i tuoi muscoli.

La connessione tra sonno e dimagrimento è dunque difficile da ignorare, considerando gli importanti risvolti che il debito di sonno può avere su obesità, diabete e funzioni cognitive. La qualità e quantità del riposo dovrebbe essere un argomento prioritario per chiunque abbia a cuore la forma fisica e il benessere. Sebbene non esista un numero di ore di riposo valido universalmente, sarebbe opportuno dormire tra le sette e le nove ore per notte. Quindi cerca di andare a letto prima: un piccolo cambiamento può determinare grandi risultati a lungo termine!

27. Preferire ed apprezzare i piatti più semplici

Per dimagrire ed intraprendere uno stile di vita più sano, è necessario apprezzare la semplicità dei piatti genuini e naturali. Un piatto complesso e "pasticciato" può andar bene una volta a settimana, ma in linea di massima dovresti preferire quelli più semplici e facilmente digeribili (che spesso sono anche quelli più veloci da preparare). Si tratta di scegliere le corrette combinazioni alimentari: così benessere e leggerezza sono assicurati! La digestione dipende da una molteplicità di fattori tra cui il modo in cui si mangia e gli abbinamenti tra i diversi nutrienti: anche se la qualità dei cibi è ottima e si mastica lentamente, non si può scampare a senso di pesantezza e gonfiore se si scelgono combinazioni sbagliate tra gli alimenti!

Esistono particolari alimenti amici e nemici della digestione: alcuni mix, infatti, possono essere più o meno facili da digerire o più difficoltosi da smaltire. In particolare, nel caso in cui all'interno di un pasto si associano nutrienti non compatibili tra di loro possono insorgere rallentamenti della digestione, formazione di gas intestinali, rallentamento nella perdita di peso, incremento del peso corporeo, formazione di scorie e tossine.

Contrariamente all'opinione comune, l'accoppiata carne e patate è una delle più difficili da digerire. In genere, la combinazione di proteine e carboidrati è da sconsigliare, perché le proteine per essere digerite necessitano di enzimi che svolgano il loro lavoro in un ambiente acido, mentre al contrario gli enzimi che digeriscono i carboidrati lavorano meglio in ambiente basico. Arrivando nello stesso momento all'interno dello stomaco, il corpo deve fare una scelta:

l'ambiente acido favorirà la digestione delle proteine, rallentando o inibendo quella dei carboidrati.

Anche l'associazione tra diversi tipi di proteine nello stesso pasto è sconsigliata, in quanto le diverse proteine necessitano di diversi enzimi e di diverse tempistiche per essere digerite. La loro combinazione quindi rallenta la digestione. Inoltre, si consiglia di non assumere latte e latticini con altre fonti proteiche, perché potrebbero rallentare la digestione di tutti gli altri nutrienti, a causa delle trasformazioni a cui vanno incontro una volta arrivati nello stomaco alla presenza della caseina. I grassi, in generale, rallentano la digestione degli altri nutrienti, sia delle proteine che dei carboidrati, a causa delle loro intrinseche caratteristiche strutturali.

Quali sono quindi le migliori combinazioni alimentari? L'elenco è semplice:

- Carboidrati complessi + verdure (o legumi)

- Proteine + verdure

- Grassi e oli + verdure

Meglio scegliere verdure senza amidi, cioè quelle a foglia verde e contenenti molta acqua (spinaci, zucchine, broccoli, verze, insalate, asparagi, melanzane ecc...). Questa tipologia di verdure non interferisce con la secrezione gastrointestinale e quindi non provoca rallentamenti della digestione. Carboidrati complessi sotto forma di cereali integrali e legumi sono una buona combinazione, perché l'amido e le proteine di questi ultimi associati alle fibre contenute nei cereali integrali non creano particolari problemi digestivi.

Per quanto riguarda la frutta, è meglio consumarla lontano dai pasti e preferibilmente da sola. La frutta dolce va mangiata dopo gli altri tipi di frutta, per evitare ogni possibile forma di fermentazione degli zuccheri all'interno dello stomaco. durante i pasti è consentito bere al massimo un bicchiere d'acqua, non di più. È consigliabile bere la maggior parte dell'acqua da bere in una giornata lontano dai pasti, almeno un'ora prima o dopo.

Combinare in modo corretto gli alimenti è il primo passo per mantenere un equilibrio alimentare sano e digerire correttamente. L'organismo ha bisogno di assimilare tutti i nutrienti, ma per migliorare la qualità della digestione a vantaggio di una completa sensazione di benessere dell'organismo, è utile imparare ad abbinarli correttamente. Impara ad apprezzare i piatti semplici, senza ricercare a ogni pasto il primo, il secondo, il contorno e il dolce o la frutta. Un modo semplice per assimilare questa abitudine consiste nel preparare un piatto unico per ogni membro della famiglia, o almeno per te. All'interno di questo piatto troverai le tue porzioni esatte, secondo le combinazioni alimentari corrette elencate poco più in alto. Non portare in tavola una teglia di pasta, da cui tutti possono prendere la loro porzione; piuttosto, suddividi già le porzioni in piatti unici così da evitare la tentazione di prenderne ancora.

28. Niente zucchero

La presenza dello zucchero è del 14% nella canna, del 17,20% nella barbabietola, insieme a clorofilla, microelementi e minerali. In questa concentrazione e composizione, lo zucchero è un alimento di alto valore nutrizionale poiché contiene in forma organica molte sostanze nutritive necessarie alla vita.

Il problema è che l'alimento che assumiamo in modo alterato attraverso dolci, caramelle, bevande commerciali, conserve, liquori, prodotti salati, eccetera, è il prodotto finale di una lunga trasformazione industriale (circa 9 lavaggi chimici) che uccide e sottrae tante sostanze vitali, come le vitamine presenti appunto nella barbabietola o nella canna da zucchero.

Meno di due secoli fa lo zucchero bianco non esisteva e l'unica fonte dolce, oltre al miele e alla frutta, era rappresentata dallo zucchero di canna integrale importato dai tropici. Come conseguenza delle guerre napoleoniche, l'Europa smise di importare lo zucchero dalle Americhe. Napoleone ebbe allora la brillante idea di estrarre lo zucchero dalla barbabietola. Essendo il prodotto dell'estrazione poco gradevole al gusto, si completò l'opera con un processo di raffinazione il quale, come avviene anche per la farina bianca, provoca la perdita di vitamine e minerali producendo una sostanza chimica pura e morta, ma bianca.

Perché lo zucchero bianco è una sostanza nociva? Per la decomposizione e disposizione degli zuccheri, il corpo umano necessita di vitamine, sostanze minerali ed enzimi. Tutti gli zuccheri della frutta e gli amidi naturali li forniscono durante la digestione, mentre lo zucchero raffinato priva il corpo di quelle utili sostanze, andandole a pescare nelle ossa, nelle cartilagini, nelle strutture tendinee. Quindi, da un lato impoverisce il corpo e dall'altro disorienta le sue funzioni. Avviene una perdita di calcio, nei denti e nelle ossa, con l'indebolimento dello scheletro e della dentatura. Ciò favorisce la comparsa di malattie ossee come artrite, artrosi, osteoporosi e delle carie dentarie che affliggono gran parte della civiltà occidentale.

Dove passa lo zucchero che distrugge, arriva la medicina che tenta di riparare curando gli effetti del diabete, del colesterolo, della pancreatite, della iperglicemia ecc. Il consumo abituale dello zucchero bianco distrugge in gran parte le vitamine del gruppo B, necessarie per l'assimilazione dei carboidrati. Quanto più zucchero viene introdotto, tanto maggiore è il fabbisogno di vitamina B1, poiché esso l'asporta, causando lesioni ai tessuti nervosi e causando il diabete.

Effetti nocivi dell'uso abituale di zucchero bianco sono anche stanchezza, insonnia, debolezza nervosa, stati depressivi, mal di testa, disturbi nel ritmo del sonno, facile sudorazione, crampi e intorpidimento delle estremità, debolezza muscolare, inappetenza o bulimia, stitichezza, atonia gastrica e intestinale, assenza di succhi gastrici, bruciori di stomaco, dismenorree (mestruazione dolorosa), disturbi cardiaci e circolatori, disfunzioni ghiandolari, pruriti, infiammazioni della lingua, delle gengive e della laringe.

Quindi, evitare lo zucchero quando possibile è un'ottima abitudine per una vita più sana. Per le tue ricette, puoi sostituirlo con i dolcificanti naturali come la stevia oppure con il miele.

29. Mangiare a casa

Ultimamente anche in Italia stanno nascendo sempre più ristoranti che propongono piatti semplici e salutari. Le cause di un pasto fuori casa possono essere molteplici: lavoro, commissioni, feste di compleanno, cerimonie, impegni dei nostri figli, ecc. Se mangi spesso fuori casa per questi motivi, devi imparare a fare attenzione a quello che ordini (ricordati l'importanza delle combinazioni alimentari corrette) e al modo in cui il piatto viene condito. Una serata al ristorante una volta a settimana va benissimo, non preoccuparti: dai libero sfogo alla tua fantasia e ordina ciò che più ti ispira. Durante il resto della settimana, però, cerca di mangiare a casa, in modo tale da poter controllare personalmente gli alimenti, le loro combinazioni e le porzioni.

Se sei costretto a mangiare fuori casa ogni giorno, per esempio a pranzo, non devi assolutamente saltare il pasto. Non mangiando nulla o non mangiando abbastanza (ad esempio solo un frutto o uno yogurt) si rischia a lungo andare di rallentare il proprio metabolismo, di avere cali di energia e di concentrazione. Inoltre, si arriva affamati a cena, quando una volta seduti a tavola ci si rilassa dopo una giornata lavorativa e spesso si ingeriscono più calorie del necessario, che si accumulano e non vengono smaltite. Una cena troppo abbondante può essere difficile da digerire e può arrivare a rovinare la qualità del sonno.

Spesso mangiando sempre fuori e male, la digestione diventa difficile, si hanno bruciori di stomaco e l'intestino diventa irritabile. Porta sempre con te degli spuntini salutari, come della frutta o uno yogurt magro. Se possibile porta delle pietanze preparate a casa. Se hai la possibilità di scaldare le vivande, puoi portare un secondo di carne o pesce con un contorno abbondante di verdure, altrimenti un piatto di affettati come bresaola, petto di pollo o di tacchino con dell'insalata, oppure puoi optare per un'insalata fredda di cereali (farro, avena, orzo, ecc.) con verdure.

È sempre meglio portare con sè un secondo piatto rispetto a un primo, perché la pasta cotta la mattina non mantiene le proprietà qualitative, nutrizionali ed organolettiche se consumata dopo 4-5 ore.

Se per piacere o necessità fai spesso la colazione al bar, devi tenere a mente che la brioche è uno dei cibi meno salutari in assoluto a causa della presenza di grassi saturi idrogenati. Il basso potere saziante e l'alto contenuto calorico la rende del tutto inadatta come alimento a chi segue una dieta per perdere peso. Anche se buonissima, non può diventare un'abitudine quotidiana: va considerata un "premio" e inserita al massimo una volta a settimana nell'alimentazione di chi vuole iniziare a perdere peso.

Se non si vuole rinunciare al piacere del bar e alla compagnia di amici e colleghi, si può decidere di mangiare a casa prima di uscire uno yogurt, della frutta, o una fetta di pane integrale con fesa di tacchino, pollo o prosciutto crudo, per poi recarsi al bar e bere il caffè in compagnia per trovare la carica necessaria per affrontare la giornata.

Ricordati che cenando al ristorante basta avere un po' di senso critico nella scelta di quello che il menù propone, per restare in forma. Ci si può orientare o su antipasti leggeri, come un'insalata di polipo con patate e contorno, o carpaccio di manzo e contorno, oppure su secondi leggeri come carne alla piastra, o pesce ai ferri, sempre accompagnati da un contorno di verdura.

30. Evitare il grasso dove possibile

Questo è un piccolo trucco per ridurre le calorie assunte quotidianamente, sia che tu stia mangiando a casa o al ristorante. Semplicemente, quando vedi del grasso nel tuo piatto, evitalo. Piatto di carne? Elimina il grasso dai bordi della bistecca. Prosciutto e melone, oppure semplice panino col cotto? Elimina il grasso dal prosciutto!

31. Dire NO al fumo!

Che il fumo faccia male si sa. Ma pochi sanno che il fumo, soprattutto quello passivo, fa ingrassare: a smentire l'idea diffusa che fumare le sigarette aiuti a rimanere magri è uno studio della Brigham Young University di Salt Lake City. "*Chi vive con un fumatore, soprattutto se si tratta di un bambino, ha un maggiore rischio di problemi cardiovascolari e metabolici*".

Nello studio i ricercatori hanno voluto analizzare, nei topi, il legame tra fumo e funzioni metaboliche, in particolare il meccanismo per cui i fumatori diventano resistenti all'insulina. Esponendo gli animali al fumo passivo, hanno così visto che aumentavano di peso: il fumo infatti spinge alcune minuscole molecole lipidiche, chiamate ceramidi, ad alterare i mitocondri delle cellule, causando la distruzione delle normali funzioni cellulari e inibendo la loro capacità di rispondere all'insulina. Tra le risposte al fumo passivo del nostro organismo c'è quindi l'alterazione della sensibilità all'insulina. Quando questa continua ad aumentare, si ingrassa.

I risultati di questo studio potrebbero far superare i timori di chi pensa che abbandonando le sigarette potrebbe ingrassare. In verità, diverse ricerche hanno dimostrato che questo timore sarebbe infondato. I ricercatori, prendendo in esame un campione di 1000 persone, hanno verificato che chi era incline a ingrassare, lo faceva comunque con il passare degli anni anche se stava fumando ancora.

Se sei un fumatore o una fumatrice, ora non hai davvero più scuse per non smettere!

32. Dire NO all'alcol!

Un grammo di alcol vale 7 kcal, ma queste vengono definite "calorie vuote", perché a differenza di carboidrati, grassi e proteine, esse non apportano alcun valore nutrizionale.

L'eccesso di alcol non genera solo tossicità epatica, ma anche accumulo di grasso. Gli ormoni e le citochine che rispondono all'assunzione di alcol fanno parte di 5 assi diversi, tra loro correlati: dopamina, galanina, grelina, resistina, resistenza leptinica.

L'alcol interagisce con queste sostanze dal notevole potere regolatorio. Dopamina e galanina sono connesse con la tossicodipendenza, ovvero con la ricerca compulsiva di alcol. Resistenza leptinica e resistina lavorano invece prevalentemente a livello organico nel rallentare fortemente il metabolismo e nell'indurre l'ingrassamento tramite l'innalzamento della resistenza all'insulina. La grelina ha effetto su entrambi i fronti.

Ma l'alcol, e quindi cocktail, vino e birra non fanno solo ingrassare. Sono dannosi se consumati periodicamente perché possono provocare diabete e malattie cardiovascolari. Bisogna dunque cercare di bere il meno possibile, anche perché le bevande alcoliche non fanno passare l'appetito. In questo modo il nostro corpo non si accorge che, bevendo, assume molte calorie e, soprattutto, non passa l'appetito. Mangiando e bevendo alcol, si vanno a sommare calorie su calorie.

La moderazione è importante per chi vuole dimagrire. Un Frozen Margarita ha fino a 836 calorie, un calice di vino fino a 250, uno Spritz 85 kcal, il Negroni 129 kcal, il Martini Dry 97 kcal, un White Russian 425 kcal, un Rum e Coca 185 kcal (100 se la Coca è light), la Pina Colada 378 kcal, un Mojito 214 kcal.

Anche la birra può avere dalle 150 alle 198 calorie, la light da 95 a 136, un bicchiere di Martini 160 kcal, uno di Porto 128.

33. Tu sei le tue scelte

"Si dice che il minimo battito d'ali di una farfalla sia in grado di provocare un uragano dall'altra parte del mondo." - The Butterfly Effect.

Si apriva con questa citazione il film fantascientifico del 2004 intitolato *"The Butterfly Effect"*. La pellicola si ispira infatti a quello che nella scienza è noto come Effetto Farfalla: il principio fisico, riconducibile alla Teoria del Caos, che descrive come *"piccole variazioni nelle condizioni iniziali, possano produrre grandi variazioni nel comportamento a lungo termine di un sistema fisico"*.

Possiamo paragonare la nostra vita ad un sistema fisico da indagare e migliorare: a questo punto dovremmo chiederci quali sono quelle *piccole variazioni* alle condizioni iniziali, che sono in grado di produrre grandi effetti a lungo termine.

La *tua* vita è la somma delle *tue* scelte. Applicando l'Effetto Farfalla alla nostra vita, quelle piccole variazioni non sono altro che le nostre scelte quotidiane.

"Tu sei dove sei e ciò che sei a causa di te stesso. Tutto ciò che sei oggi, o che sarai in futuro, dipende da te. La tua vita attuale è la somma delle tue scelte, decisioni e azioni fatte fino a questo momento. Puoi plasmare il tuo futuro modificando i tuoi comportamenti. Puoi fare scelte nuove e prendere decisioni che siano più coerenti con la persona che vuoi essere e con le cose che vuoi realizzare nella tua vita." – Brian Tracy.

A te la scelta.

34. Creare un rituale mattutino

Avere una precisa lista di attività da fare ogni mattina appena sveglio può renderti molto più produttivo e felice. Compiere queste attività, una dopo l'altra, ci eccita e ci aiuta a raggiungere e mantenere un picco di energia per tutto il giorno.

Quando ci svegliamo dal nostro sonno, si può essere fisicamente svegli, ma le nostre menti sono ancora in fase di riscaldamento per il giorno. Il rituale mattutino aiuta a risvegliare le nostre menti per iniziare la giornata alla grande. La maggior parte delle persone, quando si alzano dal letto, vagano per casa senza sapere esattamente cosa fare: magari vanno in bagno, magari vanno in cucina a farsi un caffè, pochissimi si mettono a leggere un libro o un giornale. Per combattere questo stato di indecisione, entra in gioco il tuo rituale mattutino: conoscere esattamente cosa fare e quando farlo, secondo un determinato ordine, e completare questi mini-obiettivi uno dopo l'altro, agirà da propulsore per spingerti verso le attività più importanti della giornata con energia e buon umore.

Auto-affermazioni.

Passeggiare nel parco.

Guardare la natura.

Meditare.

Dire "ti amo" allo specchio e darsi un grande abbraccio.

Preparare il tè del mattino e godere del suo profumo.

Preparare una sana colazione.

Preparare un succo verde con frutta e verdura fresca.

Scrivere e leggere la tua visione e visualizzare i tuoi obiettivi come se li avessi già raggiunti.

Leggere un capitolo di un libro.

Fare stretching o Yoga.

Una breve sessione di jogging mattutino, seguito da una doccia fredda, prima di colazione.

L'intero scopo del tuo rituale è creare uno spazio personale in cui concentrarsi su se stessi per 10-15 minuti, senza distrazioni. Niente cellulare, niente email, niente lavoro, niente studio. D'altronde, la parola "rituale" rimanda a qualcosa di sacro: qui si sta parlando di te e del tuo tempo, ovvero la cosa più sacra nella tua vita.

Decidi le tre cose che vuoi portare a termine nelle prossime 12 ore al fine di poter considerare la giornata come un successo. Sicuramente non in ogni giorno ci sarà una vittoria epica, ma utilizzare questa strategia ti faciliterà nel portare avanti i tuoi obiettivi.

Uno degli errori più comuni è quello di non tramutare una lista di cose da fare in un elenco con scadenze temporali. Ho scoperto che le persone che hanno imparato ad effettuare efficacemente questo passaggio portano a termine i loro compiti entro le scadenze previste con maggiore frequenza. La maggior parte degli esseri umani, quando si trovano sotto pressione e in situazioni di urgenza, danno il meglio di sé e raggiungono risultati che prima consideravano irraggiungibili.

Troppo spesso lasciamo che una distrazione arrivi a travolgere un'intera mattinata, rovinando i nostri piani e ritardando i nostri obiettivi. Per risolvere questo problema, crea un rituale mattutino e seguilo ogni giorno finché non diventerà una routine. Puoi anche sperimentare diverse combinazioni per trovare quella adatta a te.

35. Prendersi 5 minuti per dire "grazie"

Prova semplicemente a pensare per 5 minuti al giorno alle cose di cui sei grato: gli effetti benefici ti sorprenderanno. È un'ottima abitudine da includere nel tuo rituale mattutino. Ecco un modo semplice per esprimere gratitudine: fai una lista delle cose che hai e che desidereresti, se ti mancassero!

Se riesci a trovare almeno *3 cose* (che magari dai per scontate) per le quali sei grato, metterai le basi per una giornata felice. Essere grati di quello che abbiamo già, invece di pensare subito a quello che ci manca, ci apre abbondanza e ci dà forza. Tante persone sono tristi e infelici nelle loro giornate proprio per questo motivo, si lamentano per cosa manca e danno per scontato tutto quello che hanno già o hanno già raggiunto.

Al posto di pensare subito alle cose negative che accadranno durante la giornata, come per esempio il lavoro, lo studio, i tragitti da pendolare con il traffico, dover incontrare persone che ti stanno antipatiche, colleghi di lavoro arroganti e intrattabili... pensa alle cose positive e sii grato per queste.

Ringrazia il tuo letto, per averti regalato una notte di sonno così confortevole. Sii grato del caldo e della comodità che ti ha dato. All'inizio della giornata è facile abituarsi a pensare a tutte le cose meravigliose che abbiamo di cui essere grati. Una volta alzata ho già ringraziato almeno 20 persone diverse, luoghi, esperienze della mia vita. Ringraziare è un modo meraviglioso per incominciare la giornata!

Di sera, puoi rivedere la giornata trascorsa con tutte le benedizioni e le mille opportunità che sono arrivate e di cui essere grato. Perdona te stesso quando ti accorgi di aver commesso degli errori o se senti di aver detto o fatto qualcosa di inappropriato, o se hai preso una decisione che non si è rivelata la cosa migliore per te o per gli altri. Sii grato di tutto!

36. Allenarsi a digiuno alla mattina

Questa è un'abitudine che puoi includere nel tuo rituale mattutino. Se si svolge un'attività di tipo aerobico (camminata, corsa, ciclismo, nuoto, ecc.) al mattino dopo un digiuno notturno di 8 ore circa, si è in una condizione in cui le riserve di glicogeno sono svuotate, quindi per fare attività fisica si attinge dai grassi.

Il motivo per cui l'attività a digiuno è così efficace è per il fatto che, facendo colazione, si verificherebbe un innalzamento dell'insulina, che se è alta impedisce di attingere energia dai grassi. Al mattino, a causa del lungo digiuno notturno, la glicemia e le scorte di glicogeno sono generalmente inferiori rispetto al resto della giornata; data la relativa carenza di glucosio nel sangue.

Favorevole è anche il quadro ormonale, caratterizzato da alti livelli di ormoni come adrenalina, noradrenalina, cortisolo, tiroxina, glucagone ed ormone della crescita. Tutti questi ormoni favoriscono il dimagrimento stimolando la lipolisi in modo diretto o indiretto. La forte secrezione di adrenalina e noradrenalina nel corso dell'esercizio fisico innalza notevolmente il metabolismo, che permane elevato per un certo periodo anche dopo il termine della sessione di allenamento a digiuno, bruciando i grassi anche durante le ore successive. L'importante rilascio di endorfine indotto dall'attività fisica è invece utile per promuovere il senso di benessere psicofisico per il resto della giornata.

Prima di iniziare l'allenamento è bene assumere un paio di bicchieri d'acqua, specie quando non si ha la possibilità di bere durante la sessione allenante, la quale non dovrebbe superare i 30 minuti a causa dello stato di digiuno. Prima della sessione, puoi assumere degli aminoacidi ramificati (B.C.A.A.) in polvere o compresse, per scongiurare il pericolo (seppur remoto) di catabolismo muscolare, cioè il processo di smantellamento delle proteine dai muscoli allo scopo di produrre energia.

37. Mantenere la giusta prospettiva

Qual è una delle abilità principali da imparare per riuscire a vedere le cose come realmente sono e poter prendere la vita con la dovuta calma? Cosa ci permette di dare a quello che ci succede il giusto peso senza farci fuorviare da sentimenti negativi come rabbia, tristezza, depressione e quant'altro?

È importante mantenere la giusta prospettiva! A volte la vita ci sottopone a enormi pressioni ed è normale, anche se questa sensazione può condizionare le nostre abitudini e il nostro modo di vivere. Bisogna trovare il sistema per mettere tutto nella giusta prospettiva, a prescindere da quello che ci sconvolge. Dai grandi avvenimenti alla quotidianità, corriamo sempre il rischio di andare fuori fase, perciò dovremmo porci l'obiettivo di imparare a ridimensionare l'importanza delle cose che ci circondano.

Nel nostro caso, dobbiamo riuscire a mantenere la giusta prospettiva per quanto riguarda il dimagrimento e la perdita di grasso. Per superare la mente che talvolta zavorra e frena, serve un vero e proprio atto di consapevolezza e volontà. Devi voler affrontare e superare ciò che ti frena. Le persone spesso iniziano a fare attività fisica per dimagrire, per vedersi in una forma migliore, per apparire più gradevoli ai propri occhi ed a quelli altrui. In poche parole, per aumentare l'autostima. Sempre più l'autostima si lega ad un aspetto migliore a qualsiasi età, ma bisogna capire che l'attività fisica fa soprattutto bene alla salute, fa dimagrire e mantiene la mente più lucida e attiva.

La motivazione iniziale perciò è importante e determina la spinta al cambiamento, ma successivamente non è più sufficiente. È necessario fare il pieno di motivazione e mantenerla, anzi alimentarla, innanzitutto ponendosi adeguati obiettivi. Ciò che conferisce la spinta a continuare un'attività è la soddisfazione ed il piacere nello svolgerla. Come abbiamo visto all'inizio del libro, porsi un obiettivo fuori portata è un gesto azzardato e controproducente.

Oltre ad impostare obiettivi realistici, per mantenere la giusta prospettiva devi capire che capita a tutti di sbagliare, di cedere alle tentazioni e di non sentirsi a proprio agio durante un grande cambiamento. Se capita, non abbatterti! Mantieni la giusta prospettiva: ci sono cose molto più importanti del tuo sgarro a tavola o del tuo allenamento saltato.

Quando hai l'impressione di non riuscire a mettere le cose nella giusta prospettiva o che la vita sia troppo complicata, interrompi quello che stai facendo e rifletti sulla situazione. Se ti concedi il tempo necessario per porti alcune semplici domande e prendere coscienza di quanto sta accadendo, potrai vedere le cose differentemente.

Chiediti: "In che cosa, esattamente, ho difficoltà?". Individuando gli aspetti specifici, riuscirai a capire in che modo puoi valutare le circostanze e apportare dei cambiamenti.

Considera: "Come mi sento davvero in questa situazione?". Se sei in balia delle emozioni, non avrai molte chance di guardare le cose da una prospettiva più chiara.

Valuta: "Perché reagisco in questo modo? Quali sono le cause? Sono quelle giuste?". A volte, possiamo reagire in maniera eccessiva di fronte a una situazione. Fermandoti a riflettere sui motivi che potresti avere per comportarti in un determinato modo, riuscirai a fare chiarezza tra i tuoi pensieri.

Accetta ciò che non puoi cambiare. Preoccuparsi delle cose che fuoriescono dal proprio controllo può essere inutile ed esasperante, e senz'altro può portarti a guardare il mondo che ti circonda in maniera confusa. Per abituarti ad accettare quello che non puoi cambiare, prova a riconoscere il tuo ruolo nelle varie circostanze. La situazione sfugge al tuo controllo o hai la possibilità di fare qualcosa per cambiarla? Se ti trovi in una situazione che non puoi modificare, almeno cerca di vederne i lati positivi. Così facendo, riuscirai ad affrontarla. Se ti ritrovi spesso in situazioni in cui non hai alcun controllo, analizza i vari passaggi che ti hanno portato fino a quel punto e considera un percorso alternativo.

38. Fare ogni giorno qualcosa che ti piace

... e che NON ti piace

Pensa ogni giorno:

"Che cosa posso fare oggi per avere un momento di allegria?"

"Come posso rendermi utile agli altri?"

"Cosa vorrei DAVVERO fare in questo momento?"

Rispondi a queste domande e riserva del tempo ogni giorno per fare qualcosa che ti piace davvero. Soprattutto appena sveglio, ti dà la carica per affrontare gli impegni della giornata. Scrivi il tuo diario, leggi, fai una passeggiata... E se non hai tempo al mattino, trova sempre un momento per ciò che ami. Tra una riunione e una consegna, metti in agenda una passeggiata al parco, il pranzo con l'amica, un giro di shopping veloce. Regalerai a te stesso e agli altri qualche sorriso in più.

Stai con le persone che ti piacciono. Gli amici, il fidanzato, i tuoi veri affetti o la collega con cui vai d'accordo ti regalano energie positive, ti fanno stare bene e ti fanno sorridere. Ma anche il prof o il capo che consideri un mentore ti danno la carica, perché impari qualcosa di nuovo ogni giorno. Trova momenti nella giornata per stare con loro.

Ma non scordarti mai questo aforisma di Mark Twain:

"Fai ogni giorno qualcosa che non ti piace: questa è la regola d'oro per abituarti a fare il tuo dovere senza fatica."

Conciliando ogni giorno questi due tipi di attività, noterai grandi miglioramenti in breve tempo in tutti gli aspetti della tua vita.

39. Dedicare un'ora al giorno per imparare ciò che hai sempre desiderato

Se per esempio hai sempre desiderato imparare a suonare la chitarra, ma a causa dei tuoi impegni sei sempre stato costretto a rimandare, quest'abitudine ti cambierà la vita.

Infatti, devi capire che ci sarà SEMPRE qualcosa di nuovo da fare, che ti impegnerà fisicamente e psicologicamente. È inutile aspettare un "momento migliore" per iniziare, perché questo momento non arriverà mai. Devi iniziare subito, riservando un'ora ogni giorno ad un'attività che hai sempre voluto imparare.

Che tu voglia imparare a suonare uno strumento musicale o che tu voglia praticare un nuovo sport, ORA è il momento giusto per iniziare. Non procrastinare!

40. Allenarsi in gruppo

Sia che tu scelga di allenarti con i tuoi amici o amiche, o fartene di nuovi, allenarsi in gruppo è sicuramente molto efficiente. I vantaggi principali sono un miglioramento della prestazione e un sostegno psicologico durante l'allenamento.

Il primo punto è il motivo più importante. Statisticamente chi si allena da solo dura di meno perché è più sensibile alle avversità. Non parlo solo di quelle atmosferiche (è più facile uscire con un tempaccio quando l'amico ci sta aspettando), ma anche di infortuni ed impegni personali. In genere chi si allena in gruppo, per rispetto verso i compagni, dà alla sessione d'allenamento una priorità maggiore di chi si allena da solo. Il solitario poco motivato alla lunga finisce per allenarsi solo "quando non ha nulla da fare", quando non ha impegni.

Chi si allena in gruppo ha prestazioni più costanti nel tempo perché vengono mediati i cali di concentrazione. L'allenamento in compagnia rende spesso più piacevole e meno stressante la seduta e può essere consigliato a molte persone che soffrono di alti e bassi di rendimento o che comunque non sanno motivarsi da sé in molte sedute di allenamento. Chi si allena da solo trova la propria gratificazione nei risultati o nell'aspetto salutistico, ma deve fare a meno dell'aspetto ludico che deriva dal contatto con gli amici e dalla condivisione di momenti divertenti con gli altri.

La sindrome dell'ultimo riguarda il più lento del gruppo che rischia di essere continuamente sollecitato. Solo chi è equilibrato sa gestire molto bene la situazione; essendoci il rischio di strafare per dimostrare agli altri che non si è inferiori, o di demotivarsi. La sindrome del primo riguarda invece il progressivo de-allenamento che può interessare il più forte del gruppo, che semplicemente si adegua agli altri. Come fare quindi? In genere, tieni a mente che si ottiene un buon allenamento di gruppo quando la fatica è uguale per tutti i suoi membri.

41. Reinterpretare le tue abitudini in modo sano

Questa è un'abitudine molto semplice da mettere in pratica. All'inizio può essere dura, ma nel giro di poco tempo ti abituerai alla nuova interpretazione salutare delle tue vecchie abitudini alimentari. È utile sfruttare un'abitudine intermedia come sostituta di quella vecchia, per poi arrivare al tuo vero obiettivo in modo semplice e poco stressante.

Per fare un esempio, puoi sostituire l'abitudine del dolce a fine pasto, a cui sembra tu non possa rinunciare, con una coppa di macedonia fresca. Il cervello si sazierà con gli zuccheri della frutta, che naturalmente fanno molto meno male rispetto a quelli dei dolci o dessert confezionati.

Man mano che la nuova abitudine salutare si consolida, puoi iniziare a mangiare una macedonia dopo pasto per tre volte alla settimana, per poi passare a una volta a settimana. Arrivato a questo punto, avrai superato la fase di transizione tra la vecchia abitudine e quella nuova, sfruttando quella "di passaggio", e rendendo il tutto più facile da sopportare per il tuo cervello.

42. Ridurre le porzioni

La qualità del cibo che acquisti è fondamentale per seguire un regime alimentare sano ed equilibrato, ma anche le quantità fanno la loro parte.

Probabilmente mangiare 200gr di legumi a pasto non fa ingrassare, ma abitua lo stomaco a una mole di cibo che non appena vira verso sostanze a più alta concentrazione di grassi e zuccheri diventa deleterio per la linea. Insomma, anche ridurre le porzioni è importante. Così come è importante non privarsi del tutto di alimenti che ci danno piacere, ma piuttosto imparare a trarre soddisfazione da una porzione contenuta.

Se per esempio sei innamorato della cioccolata e non puoi farne a meno, mangiala in determinati giorni del mese, scegliendo una tavoletta di fondente minimo al 75%. Prendine un cubetto e lascialo sciogliere in bocca. È un piacere duraturo, in grado di saziare la tua voglia, che potrebbe far danni senza la consapevolezza di una determinata, piccola porzione.

Noi italiani siamo abituati per cultura ad abbondare con le porzioni: i nostri piatti sono enormi e questo comporta un'attitudine inconscia a cercare soddisfazione nelle quantità. Per ridurre le porzioni, è utile acquisire l'abitudine di servire i pasti direttamente in piatti individuali, arricchendo il menu con pietanze semplici e sane come contorno, belle a vedersi ma leggere.

43. Per combattere la fame, aumentare l'apporto proteico

Le proteine sono tra i nutrienti più importanti per dimagrire efficacemente. Le proteine possono infatti aiutare a perdere peso e a sbarazzarsi del grasso in eccesso, in particolare di quello accumulato sulla pancia, attraverso vari meccanismi. Mangiare più proteine contribuisce ad aumentare il metabolismo, a diminuire l'appetito, e a regolare il livello di alcuni ormoni.

Aumentando l'apporto proteico si può dunque accrescere il livello degli ormoni che diminuiscono l'appetito e accrescono il senso di sazietà: il GLP-1, il peptide YY e la colecistochinina. Viene inoltre ridotta la presenza di grelina, ovvero l'ormone che aumenta la sensazione di fame.

Ciò significa che sostituendo parte dei carboidrati e dei grassi con le proteine è possibile diminuire l'ormone della fame e aumentare diversi ormoni legati al senso di sazietà e all'abbassamento dell'appetito. Tutto questo chiaramente porta a una perdita di grasso corporeo.

Dopo aver mangiato, alcune calorie vengono impiegate dall'organismo per digerire e metabolizzare il cibo appena ingerito. Questo processo è noto come effetto termico del cibo o termogenesi indotta dalla dieta. Anche se non tutte le fonti scientifiche concordano sugli stessi risultati, è chiaro che le proteine hanno un impatto termogenico molto più elevato (20-30%) rispetto ai carboidrati (5-10%) e ai grassi (0-3%). Se dunque le proteine hanno un effetto termico pari al 30%, ciò significa che di 100 calorie provenienti da esse solo 70 sono utilizzabili: le restanti 30 vengono consumate per digerire.

Le proteine fanno bruciare più calorie durante tutto l'arco della giornata, anche nel sonno. In questo senso, una dieta ricca di proteine risulta sicuramente più vantaggiosa a livello metabolico rispetto a alle diete caratterizzate da un minore consumo di proteine.

Come abbiamo visto, le proteine diminuiscono la fame e l'appetito attraverso diversi meccanismi. Ciò può ovviamente portare a una riduzione dell'apporto calorico in generale. In altre parole, si mangiano meno calorie perché si ha meno fame. Questo miglioramento avviene pasto dopo pasto, giorno dopo giorno, in modo spontaneo.

Un altro grande beneficio delle proteine è la loro capacità di eliminare la voglia di dolci e di snack durante la notte. Le voglie di mangiare dolciumi, snack poco salutari e cibo spazzatura sono i nemici numero uno di una dieta sana ed equilibrata, e sono anche tra le cause principali per cui non si riesce a dimagrire o a eliminare il grasso in eccesso, in particolare quello sulla pancia.

È interessante notare che le proteine riescono a placare sia il desiderio di mangiare dolciumi e cibi poco salutari sia la voglia di fare spuntini durante la notte.

Qual è il giusto fabbisogno proteico quotidiano? La dose giornaliera raccomandata di proteine è di circa 48 grammi per una donna sedentaria di 60 kg (0,8 grammi di proteine per chilogrammo di peso corporeo), e di circa 56 grammi per un uomo sedentario di 70 kg. Questi valori possono essere sufficienti se si vuole prevenire una carenza proteica, ma sono ben lungi dall'essere ottimali se si sta cercando di perdere peso.

La gran parte degli studi sulla perdita di peso legata a un maggior consumo di proteine suggerisce che queste devono costituire almeno il 30% delle calorie se si vuole eliminare il grasso efficacemente. È possibile capire quante proteine assumere moltiplicando l'apporto calorico per 0,075. Per esempio, in una dieta da 2000 calorie si dovrebbero mangiare circa 150 grammi di proteine (2000 x 0,075). Si può anche calcolare il fabbisogno proteico in base al proprio peso corporeo; per esempio, in genere si raccomanda di introdurre 1,5-2,2 grammi di proteine per chilogrammo di massa magra.

Aumentare l'assunzione di proteine nella dieta di tutti i giorni è semplice; è sufficiente mangiare più alimenti proteici durante tutto l'arco della giornata, a ogni pasto, evitando le abbuffate iperproteiche. Ottime scelte sono lo yogurt greco magro e le mandorle per uno spuntino veloce e saziante.

Aggiungere fonti proteiche all' insalata è un modo semplice per aumentare l'apporto giornaliero di proteine, aumentando la sazietà e riducendo la fame. Puoi aggiungere pollo o petto di tacchino, tonno, salmone, formaggio, ceci o fagioli.

Proteine nella carne per 100 gr di alimento:

Bresaola 32 gr di proteine

Fesa di tacchino 29,6 gr

Carne di manzo 26 gr

Prosciutto crudo 28 gr

Petto di pollo e tacchino 23 gr

Mortadella di tacchino 22,4 gr

Filetto di vitello 22 gr

Prosciutto cotto 22 gr

Coniglio 21 gr

Carne di Maiale 20 gr

Carne di Cavallo e Agnello 19,8 gr

Proteine nel pesce per 100 gr di alimento:

Tonno al naturale 25 gr di proteine

Sardine in conserva 22 gr

Baccalà 21,6 gr

Salmone 19 gr

Sgombro in salamoia 19 gr

Merluzzo 17 gr

Sogliola 16 gr

Proteine nei vegetali per 100 gr di alimento:

Soia secca 37 gr

Latte in polvere scremato 35 gr

Pinoli 31,9 gr

Arachidi 29 gr

Lenticchie 23 gr

Piselli, fagioli 20 gr

Ceci, fave 20 gr

Tempeh 18,2 gr

Avena e Kamut 17 gr

Se risulta troppo difficile riuscire a raggiungere l'apporto proteico desiderato tramite la sola dieta, puoi ricorrere agli integratori alimentari di proteine. Le proteine del siero del latte (whey) sono un valido sostituto a un pasto proteico, perché sono facilmente assimilabili e possono essere assunte tramite gustose ricette o frullati.

Tuttavia, è bene tenere sempre a mente che comunque un elevato apporto di calorie ostacola il dimagrimento. Le proteine possono ridurre la fame e aumentare il metabolismo, ma non si perderà mai peso se si continua a introdurre nel corpo più calorie di quelle che si bruciano.

44. Tornare subito in pista dopo uno sgarro

Capita a tutti di cedere alla tentazione ogni tanto. Innanzitutto, bisogna precisare che non c'è da preoccuparsi per uno "sgarro" occasionale. In genere, il peso preso dopo un'abbuffata non è tutto grasso, ma è anche rappresentato da ritenzione di liquidi dovuta all'alto consumo di carboidrati. Questi liquidi si perderanno rapidamente non appena si riprenderà l'alimentazione consueta. In altre parole, il grasso accumulato è meno di quello che si pensi.

L'errore più grande che si può fare è gettare la spugna e lasciarsi prendere dallo sconforto dopo che per un giorno la bilancia magari segna 1-2 kg in più. Rimediare ad un'abbuffata con il digiuno è un grosso errore. Digiunare non fa che rendere l'abbuffata del giorno prima ancora più deleteria, perchè si crea una situazione opposta a quella creata con l'abbuffata: il corpo, che proviene da un'alimentazione normale, si ritrova di colpo con un'enorme quantità di cibo da dover assimilare e metabolizzare, per poi ritrovarsi senza più cibo a disposizione per tantissime ore. E' evidente che si tratta di uno shock notevole per l'organismo, che reagisce a tutto questo con un'alterazione dei valori insulinici, lipidici, ormonali, enzimatici ed ematici, risultanti in uno scombussolamento corporeo globale che porta più danni di quanto possiamo immaginare.

Ogni tanto invece sgarrare è un bene, può aiutarti a cambiare la solita routine e soprattutto può dare una scossa al tuo metabolismo dopo uno stallo: vedremo l'utilità di un giorno dedicato allo sgarro in un altro capitolo.

Ecco alcuni consigli pratici per tornare velocemente in pista dopo uno sgarro fuori programma.

1. Elimina il grano e i prodotti caseari per 2-3 giorni dopo lo sgarro. Questi sono i due alimenti che causano gonfiore di stomaco alla maggior parte delle persone, quindi basta eliminare questi due elementi dalla tua dieta fino a riacquistare un aspetto migliore nel giro di pochissimi giorni.

2. Bevi tonnellate di acqua! Naturalmente questa regola si applica per tutto il tempo, ma dopo una giornata di sgarri è ancora più importante. Aggiungi alcune fette di limone per avere un ulteriore effetto "disintossicante".

3. Dopo uno sgarro, è il momento giusto per fare un po' più di movimento. Se hai accumulato troppe calorie, aggiungi una sessione extra di 20 minuti di camminata per i successivi 2-3 giorni.

Ricordati che uno sgarro capita a tutti, non prenderlo necessariamente come una cosa negativa. Se hai deciso di intraprendere uno stile di vita sano, un pasto fuori programma o qualche dolce di troppo non ti impediranno di raggiungere i tuoi obiettivi. Infatti, se mangi bene ogni giorno e una-due volte massimo mangi non proprio corretto, non rovinerai tutto il lavoro di una settimana. Per avere degli effetti negativi devi mangiare male molte più volte, una non compromette nulla. E' la quotidianità che ha degli effetti, nel bene e nel male.

45. Utilizzare strategicamente i giorni di sgarro

Ciò che facciamo una volta ogni tanto non cambierà la nostra vita, quello che facciamo ogni giorno sì.

Anni di moniti terroristici su giornali e tv in merito a diete, calorie, grassi e dolci da parte dell'esperto di turno ci hanno fatto credere che si possa dimagrire solo attraverso sacrifici e privazioni continue, da portare avanti con fatica e sofferenza. In realtà, le giornate di sgarro (o di ricarica di carboidrati) possono essere un ottimo strumento per la perdita di grasso, sia dal punto di vista psicologico che dal punto di vista fisico.

Mentalmente, ci danno una pausa e ci permettono di goderci i cibi più golosi (e meno sani) senza ansie. Fisicamente, ci danno uno stimolo positivo a livello metabolico. Infatti se abbiamo fatto una settimana mangiando pulito, è importante dare uno stimolo alla leptina (un ormone legato al cibo che governa il metabolismo basale) **c**he rischia di abbassarsi troppo oltre un determinato lasso di tempo, abbassando di conseguenza il nostro metabolismo e la capacità di consumare i grassi anche a riposo.

Se però si cede completamente alla tentazione, so possono causare più danni che benefici, di fatto rovinando l'ottimo lavoro che si sta svolgendo durante la settimana. Quindi nel tuo giorno di sgarro assicurati di seguire questi semplici punti:

1. Allenati sempre intensamente al mattino.

Trova il tempo di fare un bell'allenamento 1 o 2 ore prima del pasto di sgarro. Questo migliorerà fortemente la ricarica di glicogeno muscolare e la tua sensibilità all'insulina (capacità di gestire i carboidrati a scopo energetico), impedendo di portare gli zuccheri verso le riserve di adipe.

2. Assicurati di consumare proteine per colazione.

Mangiare una fonte proteica a colazione può ottimizzare la risposta ormonale e la forma fisica. Questa regola vale anche nei giorni di sgarro, anzi vale anche di più: la tua colazione di sgarro sarà probabilmente ricca di dolcetti di tutti i tipi, quindi dovrai comunque gestire quei picchi insulinici consumando anche delle ottime proteine.

3. Sgarra per 1 o 2 pasti.

Per sfruttare i benefici dello sgarro senza ricadere nei suoi aspetti negativi, decidi in anticipo un pasto specifico in cui sgarrare, o anche due, ma mai tre. Potrai decidere anche di darti una fascia oraria, ad esempio "dalle 10 alle 14 mangio quello che desidero".

4. Consuma sempre del pompelmo nella tua colazione.

Intero o anche spremuto fresco al momento se preferisci. Il pompelmo è uno degli unici alimenti che aiuta ad abbassare l'insulina istantaneamente ed aumenta la sensibilità all'insulina di cui parlavamo prima. Insulina più bassa significa meno immagazzinamento di grassi!

Non temere di lasciarti andare nei tuoi giorni liberi. Nei tuoi pasti liberi sei appunto libero, quindi lasciati andare e goditi i cibi che in genere non consumi in settimana, ma che ami e ti fanno gola. Li apprezzerai ancora di più! Non avere paura, perché quello che fa la differenza sono sempre le abitudini che segui per 5-6 giorni alla settimana. Un pasto libero fatto con intelligenza seguendo queste poche accortezze non rovinerà i tuoi progressi. Anzi, li incentiverà dando un ottimo stimolo al metabolismo.

46. Allenarsi in palestra o a corpo libero per sviluppare massa muscolare

Che tu scelga di allenarti in palestra o a corpo libero nella tranquillità della tua casa, è necessario sviluppare la tua massa muscolare per ottenere risultati qualitativamente migliori. Abbiamo infatti già visto la differenza tra "dimagrimento" e "perdita di peso in generale": nel primo caso perdiamo peso corporeo grazie alla perdita di grasso, mentre nel secondo caso si perde peso senza sapere esattamente da cosa questa perdita sia dovuta (spesso si perde anche massa muscolare). Prima di tutto, L'incremento della massa muscolare porta ad un innalzamento del metabolismo di base, fondamentalmente per due motivi principali.

Il primo motivo è legato al processo intrinseco che porta all'aumento della stessa massa muscolare. Per poter aumentare la massa magra è necessario sottoporre il proprio corpo ad un allenamento coi pesi o contro la gravità nel caso del corpo libero. Tale tipologia d'allenamento determina delle microlesioni a carico delle fibre muscolari, che innescano ed attivano i processi di riparazione dei tessuti danneggiati dall'allenamento, facendo crescere i muscoli. Il processo di riparazione e crescita muscolare richiede un elevato dispendio energetico da parte del nostro corpo, determinando quindi un sensibile incremento del metabolismo basale. Dunque l'allenamento con i pesi, inteso a favorire la crescita della massa muscolare, è responsabile di un sensibile innalzamento del metabolismo di base anche nei giorni successivi all'allenamento e questo aspetto favorisce in modo ottimale il processo di dimagrimento.

Il secondo motivo è che disponendo di un'incrementata massa muscolare, avviene un aumento del dispendio energetico a riposo per mantenere tale massa. Quest'ultima è un compartimento metabolicamente attivo: ciò significa che al contrario del tessuto adiposo (cioè il grasso corporeo), necessita di un rifornimento costante di energia e nutrienti per poter essere mantenuta. Perciò il tuo dispendio energetico aumenta di conseguenza e il tuo corpo in una condizione di riposo brucerà più calorie per il fabbisogno energetico dei tuoi muscoli.

Ecco quindi che l'aumento della massa magra, quanto per i dispendiosi processi coinvolti nella sua costruzione in sala pesi, tanto per l'elevato consumo che la stessa necessita per poter essere mantenuta, favorisce in modo ottimale il processo di dimagrimento.

Se non hai un abbonamento in palestra e non sai dove allenarti, non preoccuparti!

Ho scritto un'apposita guida per chi si vuole allenare a casa, al parco o in qualsiasi altro ambiente. Si chiama "Dimagrire per l'Estate: Cibi & Esercizi Per Gambe e Glutei Perfetti Con Soli 15 Minuti al Giorno" e puoi trovarla su Amazon.it.

47. Meditare o fare esercizi di respirazione

È risaputo che dimagrire è anche una questione di testa. È importante capire quanto lo stato psicologico della tua mente influisca direttamente sul comportamento del tuo metabolismo: avere abitudini sane e regolate, anche mentali, è sicuramente il modo migliore per indurre il fisico a dimagrire semplicemente. Quindi se vuoi perdere quel grasso in eccesso, per prima cosa devi far sì che la tua mente sia pronta a farlo!

La meditazione è un processo fondamentale per raggiungere il tuo traguardo e per preparare la tua mente a dimagrire. Sono tante le persone che riversano sul frigorifero le frustrazioni e lo stress della giornata. Vedono nel cibo la loro unica fonte di appagamento. Grazie alla meditazione potete abbassare il livello dello stress e di conseguenza l'impellente bisogno di mangiare. La meditazione è infatti uno dei metodi più efficaci per mettersi in forma, l'importante è praticare questa tecnica regolarmente: svuota la mente, liberala dai pensieri che ti impicciano ogni giorno, rilassa il tuo corpo e pensa a quanto starai bene quando avrai raggiunto il tuo scopo. La tua mente, attraverso l'autoconvinzione, è l'arma più potente di cui disponi.

Meditare è utile anche per eliminare i pensieri negativi che spesso affollano le nostri menti. Per farlo in modo semplice e veloce, sdraiati e chiudi gli occhi. Metti una mano sullo stomaco e fai dei respiri profondi, cercando di respirare con la pancia e non con il torace. Il corpo e la mente devono essere rilassati al massimo. Immagina che una fiamma entri nel tuo corpo e, attraversandolo, dissolva tutti i depositi di grasso in eccesso, facendoti dimagrire. Immaginati ora in perfetta forma fisica. Ripeti la visualizzazione e, quando terminata, fai 3 respiri profondi. Termina con una serie di respiri profondi, sempre tenendo rilassato il corpo e la mente.

Dimagrire con la meditazione è una pratica possibile per tutti, giovani e non, facile e divertente da sperimentare. Ovviamente questi sono solo i primi passi verso quella che è una delle pratiche più belle e misteriose al mondo. È stato scoperto che durante la fase meditativa il corpo produce gli ormoni del benessere e permette di estraniarsi dal dolore. La meditazione aiuta a trovare il sonno perduto e mantiene il corpo giovane.

E se pensi di non aver tempo per meditare sappi che è solo una scusa: tutti noi possiamo ritagliarci anche solo cinque minuti di tempo per meditare ogni giorno. Puoi farlo mentre vai al lavoro e sei in autobus, quando passeggi nel parco con il bambino e in tante altre occasioni in cui "ammazzi" il tempo. Ecco un semplice esercizio che puoi fare ovunque tu sia: mentre stai camminando, concentrati sui tuoi passi; ti accorgerai che concentrando l'attenzione sul movimento ti stancherai prima, almeno all'inizio; conta i passi fino a dieci e poi ricomincia il conto da capo; al secondo giro di conta, a ogni passo che fai inspira e dopo espira. Ogni volta che porti l'aria nei polmoni visualizza qualcosa di piacevole, quando la butti fuori invece lascia andar via lo stress. Puoi eseguire questo esercizio per 5-6 giri di conta, poi interrompi.

Dopo i primi giorni di pratica, ti accorgerai che meditare aiuta davvero a tenere sotto controllo lo stress. Tutte quelle piccole situazioni che di solito ti ossessionano perderanno d'importanza. In questo modo riuscirai anche a controllare la fame nervosa!

48. Tenere un diario personale

Secondo gli esperti, annotare su un diario alimentare cosa si mangia ogni giorno permette di aumentare la consapevolezza dei cibi assunti e di comprendere quali e quanti alimenti ad elevato contenuto calorico si ingeriscono.

Il diario alimentare funzionerebbe in particolar modo per chi tende a mangiare per nervosismo, senza sentire davvero lo stimolo della fame. E' fondamentale tenere conto, ad esempio, di dove e quando si mangia, con chi si mangia e soprattutto perché. Non sono dunque soltanto gli alimenti prescelti a giocare un ruolo da non sottovalutare, ma anche le circostanze e le motivazioni che ci spingono verso certi cibi e comportamenti alimentari.

La regola fondamentale è non barare. Sul diario alimentare bisogna prendere nota di tutto ciò che si mangia e in quale momento della giornata lo si mangia, anche gli sfizi e gli spuntini fuori pasto. Andare alle radici di ciò che ti spinge verso certi cibi potrebbe aiutarti ad instaurare abitudini alimentari migliori. Il cibo è legato ad uno sfogo emotivo, ad esempio alla rabbia o al nervosismo? Oppure hai delle carenze alimentari che ti spingono a mangiare di più, ma scegli cibi sbagliati che non soddisfano il tuo fabbisogno nutrizionale?

Le motivazioni che portano all'accumulo dei chili di troppo possono essere numerose. Compilare un diario alimentare e seguire i consigli di un esperto potrebbe rappresentare la svolta per chi fino a questo momento non è riuscito a raggiungere il traguardo del peso ideale. Anche le motivazioni per dimagrire andrebbero indagate e messe nero su bianco.

Non dimenticare l'attività fisica: anche i tempi e i modi in cui fai sport e movimento dovranno entrare a fare parte del tuo diario alimentare. Potrai scoprire quanta carne mangi a settimana e ridurla, scoprire se stai bevendo abbastanza acqua, scoprire se fai esercizio fisico a sufficienza, scoprire cosa faccia bene o male al proprio intestino, scoprire se mangi frutta o verdura nella giusta quantità.

49. Controllare la propria vita ogni 90 giorni

Ogni tanto, è importante fermarsi e riconsiderare con nuovi occhi e nuove conoscenze i mesi appena passati. Il periodo di tempo ottimale per farlo è ogni novanta giorni. Puoi sfruttare questi momenti di riflessione per osservare i risultati che hai conseguito e come questi si rapportano con gli obiettivi che avevi prefissato. Rileggi il tuo diario e le note dei mesi passati... sei riuscito a raggiungere il tuo peso forma ideale? Sei riuscito a perdere quei chili in eccesso? Hai completato i tuoi obiettivi? E se non l'hai fatto, indaga perché.

Anche se non hai completato i tuoi obiettivi al 100%, non farne un dramma: l'importante è progredire, passo dopo passo. Metti tutto per iscritto, compresi i tuoi nuovi obiettivi per i prossimi novanta giorni, così da poter ritrovare la giusta carica per continuare lungo il tuo percorso.

50. Lo Yoga

Lo Yoga è una disciplina millenaria che coinvolge corpo, postura, respiro e spiritualità. La filosofia di fondo è quella ayurvedica, che contempla anche i sapori nella dieta e lo stile di vita. Lo Yoga è un universo che tocca la persona nel profondo, la ingloba e al contempo la libera, conducendola verso l'unità.

Lo Yoga è un vero e proprio percorso spirituale che si può intraprendere per le più svariate ragioni: alcuni si avvicinano a questa disciplina per riscoprire la respirazione, altri a seguito di un infortunio, altri ancora per la valenza meditativa, per migliorare il sonno o, come può accadere, anche per caso.

Yoga è anche conoscersi, valutare se e come considerare i propri limiti, assaggiare possibilità nuove di apertura, lasciarsi andare all'incredibile saggezza del corpo e del respiro. Lo yoga è l'unione con se stessi e con il resto attraverso una pratica completa ed equilibrata, rivolta al miglioramento generale delle proprie condizioni. Attraverso la respirazione, si possono unire corpo e psiche.

Uno dei benefici dello Yoga è la perdita di peso, ma bisogna considerare che questa attività non fa dimagrire grazie ad una attività fisica intensa e faticosa, bensì grazie ad una serie di stimoli che porta al corpo e che si riflettono anche sulla mente. Esistono posizioni particolari in grado di riattivare il metabolismo e, soprattutto, di potenziare i muscoli del corpo.

Quando cerchi di portare il tuo corpo in una particolare posizione, può capitare che tutto ciò che hai in più, ostacoli i tuoi movimenti. Grazie alla pratica di certe posizioni eseguite con grande attenzione rivolta alle sensazioni fisiche, al ritmo e al movimento del respiro, puoi dare uno stimolo importante al tuo corpo per "comunicargli" che vuoi eliminare questi ostacoli. Il corpo inizia così a liberarsi di ciò che non gli serve e ad utilizzare meglio il nutrimento che gli offri, soprattutto se segui un'alimentazione sana. Il corpo ha infatti una sua intelligenza che aspetta solo di essere stimolata per attivarsi e modellarlo sulla base degli stimoli che gli dai.

Un buon corso di Yoga ti può insegnare come usare questa pratica anche solo per 20 minuti al giorno per portare gli stimoli giusti e ritrovare leggerezza e benessere. Ricorda che il dimagrimento è solo un effetto collaterale a lungo termine di questa pratica, che in realtà porta moltissimi altri benefici. Per esempio, agisce sulla mente, rilassandola e riducendo quei fenomeni legati allo stress, come la fame nervosa, che influiscono negativamente sulla linea. Inoltre, praticare Yoga renderà il tuo corpo molto più elastico, tonico e flessibile.

51. Non mangiare in fretta

La vita frenetica e gli impegni delle nostre giornate ci possono condurre a mangiare troppo in fretta, a masticare rapidamente e a non dedicare la giusta attenzione ai nostri pasti. L'atto di mangiare potrà diventare un vero e proprio esercizio di meditazione, fondamentale per ritrovare la calma. Ecco perché è importante imparare a mangiare più lentamente e con maggiore consapevolezza.

Mangiare e masticare più lentamente fa dimagrire. Lo ha evidenziato uno studio recente in cui è stato dimostrato che masticare ogni boccone per almeno 30 secondi ha un effetto positivo per quanto riguarda la forma fisica. Secondo gli esperti, masticare lentamente riduce il senso di fame e dunque può essere d'aiuto nella perdita di peso in eccesso.

Il momento della pausa pranzo e della cena possono rappresentare delle occasioni importanti per socializzare con i colleghi o per approfondire i rapporti con amici e familiari. Godersi con calma almeno di tanto in tanto un pasto in compagnia, mangiando e masticando lentamente, sarà un'occasione importante sia per socializzare che per regalarsi un momento di maggiore spensieratezza e relax.

Uno studio svoltosi in Giappone ha preso in esame 170 uomini di età compresa tra i 40 ed i 59 anni ed ha evidenziato come il fatto di essere troppo veloci a tavola determinasse l'entrata in circolo nell'organismo di livelli più alti di interleuchina-1 beta, una citochina infiammatoria. Si tratta di uno studio di grande rilievo, poiché ha permesso di sottolineare l'esistenza di un legame tra la rapidità nel consumare i pasti e la presenza di un'infiammazione nell'organismo, la quale a sua volta rimanda inesorabilmente al problema dell'obesità e alle varie patologie ad essa collegate come quelle cardiovascolari o il diabete.

Questa scoperta necessita tuttavia di ulteriori approfondimenti. È invece una certezza il fatto che 20 minuti sono il tempo minimo che occorre affinché al nostro cervello arrivi il segnale di sazietà. Per questo, chi mangia più in fretta introduce più calorie del necessario. Inoltre, la prima fase della digestione avviene direttamente in bocca, grazie alla saliva: chi mangia rapidamente digerisce con più difficoltà.

Occorre riservarsi un tempo dedicato esclusivamente ai pasti, durante il quale si ha la possibilità di assaporare il cibo, masticandolo lentamente, per far sì che il mangiare non diventi semplicemente l'atto con cui si soddisfa un'esigenza biologica, ma un modo di gratificare anche il palato, essendo coscienti di ciò che si ingerisce: si tratta di un piccolo ritaglio di tranquillità e soddisfazione che può davvero donarci vigore fisico e mentale per affrontare tutte le incombenze di ogni giorno.

Diversi studi hanno rilevato che la velocità di assunzione del cibo e il numero di volte che mastichiamo influenzano il rilascio di sostanze implicate nel complesso meccanismo della sazietà: GLP-1, peptide YY e colecistochinina sono solo alcuni dei numerosi ormoni che vengono liberati durante l'atto dell'alimentazione e che vanno ad agire a livello cerebrale, trasmettendo il messaggio "sto mangiando, lo stimolo della fame non è più necessario".

Mangiare velocemente può rendere più difficile la digestione, allungandone i tempi, e può portare alla comparsa di un fastidioso senso di gonfiore, poiché la rapidità di consumo delle vivande aumenta la quantità di aria ingerita. Questa cattiva abitudine incide inoltre negativamente sui sintomi del reflusso gastroesofageo, esacerbandoli.

52. Seguire un preciso ordine durante i pasti

Una delle usanze più comuni degli italiani, quando si tratta di sedersi a tavola, è di consumare prima il piatto ricco di carboidrati, il "primo", e successivamente il piatto proteico (carne, uova o pesce). Per comprendere l'importanza dell'ordine delle portate durante un pasto, dobbiamo prima capire che il nostro cervello non si nutre soltanto di glucosio, ma anche di alcuni aminoacidi, tra cui Tirosina, BCAA (Leucina, Isoleucina, Valina), Triptofano, Metionina. Queste sostanze non arrivano direttamente al cervello ma devono attraversare una barriera che prende il nome di Barriera Emato-Encefalica, che protegge il cervello da molte sostanze tossiche provenienti dal sangue.

Gli aminoacidi sono importanti precursori di numerosi neurotrasmettitori, che una volta sintetizzati hanno poi il compito di mandare diversi segnali all'organismo per il suo corretto funzionamento, in base anche a stimoli interni o esterni, riuscendo a regolare anche i nostri stati emotivi.

Per oltrepassare la barriera, le sostanze idrosolubili come gli aminoacidi e il glucosio hanno bisogno di specifici agenti trasportatori, i quali sono antagonisti tra di loro. Mentre il glucosio è molto piccolo e riesce a passare velocemente, gli aminoacidi, avendo dimensioni maggiori, faticano di più. Tra di loro, infatti, esiste una sorta di competizione avendo la barriera spazi molto ristretti per farli passare tutti contemporaneamente.

Tra gli aminoacidi più importanti si trovano la Tirosina, precursore delle Catecolamine (Noradrenalina, Adrenalina, Dopamina) ed il Triptofano, precursore della Serotonina. Il primo aminoacido è quindi responsabile dello stato di eccitazione del nostro sistema nervoso, il secondo invece porta ad un miglior stato di rilassamento ma anche di stanchezza se risulta presente in quantità eccessive.

Come si ricollega tutto ciò all'ordine delle portate? Semplicemente, quello che mangiamo permette di selezionare chi avrà un accesso facilitato all'interno del nostro sistema nervoso.

Quando consumiamo carboidrati, soprattutto zuccheri, avviene un repentino aumento dell'insulina. Questo provoca un maggiore assorbimento di aminoacidi ramificati da parte dei muscoli, togliendo in parte fuori dai giochi la Tirosina, uno dei maggiori avversari del Triptofano. Quest'ultimo è ora libero di passare con maggiore facilità attraverso la barriera, causando un incremento di Serotonina e quindi sonnolenza. Ecco perché dopo un bel piatto di pasta ci viene "l'abbiocco".

Al contrario, un maggior consumo di Tirosina (contenuto soprattutto in cibi proteici) e di aminoacidi ramificati riduce il passaggio di Triptofano attraverso la barriera e induce un aumento di catecolamine. I pasti proteici, anche se ricchi di Triptofano, aumentano il livello di competizione con gli altri aminoacidi: per questo motivo, quando facciamo pasti esclusivamente proteici non abbiamo quel senso di abbiocco tipico dei carboidrati e riusciamo a rimanere lucidi dopo il pasto.

Cosa fare quindi per ridurre quel fastidioso senso di abbiocco tipico delle ore successive al pranzo?

Iniziare con un pasto proteico può essere una buona strategia per ovviare a tale problema. Per assicurarsi che ciò accada, è consigliabile aspettare circa 15-20 minuti prima di consumare un eventuale pasto glucidico in modo tale che Tirosina e aminoacidi anticipino l'azione del Triptofano. Tra il piatto proteico e quello glucidico puoi inserire un'insalata o un contorno di verdure: in questo modo, oltre a guadagnare tempo, arriverai al piatto ricco di carboidrati con uno stomaco già sazio o quasi, per cui potrai mangiarne meno.

Se invece hai difficoltà a dormire, puoi sfruttare il processo in modo contrario, invertendo l'ordine dei pasti (prima carboidrati e poi proteine) e consumando glucidi in maggior quantità favorirai il sonno.

Riassumendo:

Proteine + Carboidrati = Effetto sveglia

Carboidrati (+ Proteine) = Effetto abbiocco

L'ordine ideale del pasto è il seguente:

Iniziare con la porzione di verdura o insalata (per riempirti di acqua e di fibre).

Continuare con un secondo proteico (le proteine sono il macronutriente col potere più saziante).

Infine concludere con un primo glucidico (per raggiungere la quota di carboidrati che ti sei prefissato).

Per restare attivo e lucido durante la giornata e dormire sereno durante la notte, puoi ridurre l'introito di carboidrati nelle ore diurne e far precedere a questi il pasto proteico. Di sera puoi invertire l'ordine, mangiando la maggior parte dei carboidrati a cena, che verranno consumati prima o in concomitanza delle proteine. Non aver paura di ingrassare mangiando carboidrati di sera: non è l'ordine dei pasti che fa dimagrire o ingrassare, ma le quantità che assumi!

53. Gestire bene il proprio tempo

"Le cose non si pagano con i soldi. Si pagano con il tempo."

"Se solo avessi più tempo!" - chissà quante volte l'avrai sentito e forse anche detto. In un certo senso, il tempo ci mette tutti sullo stesso piano, ricchi e poveri, potenti e umili. Nessuno può accumularlo, nessuno può riavere indietro il tempo perso. La cosa saggia da fare, quindi, è gestire bene il tempo che abbiamo e investirlo saggiamente.

Prima di tutto, devi stabilire qual è la priorità. La Bibbia dice: *"Accertatevi delle cose più importanti"* (Filippesi 1:10). Fai una lista delle cose urgenti e/o importanti, ricordando che non sempre ciò che è importante, ad esempio andare a comprare qualcosa per la cena, è anche urgente. E quello che può sembrare urgente, ad esempio guardare dall'inizio il proprio programma preferito in TV, può non essere così importante.

Se acquisisci l'abitudine di pianificare le cose, è possibile usare il proprio tempo al meglio. Rimanda o elimina le attività non essenziali che ti fanno perdere tempo ed energie. Potresti aver terminato in anticipo una certa attività e avere del tempo a disposizione: perché non inizi a occuparti dell'attività successiva che hai in programma? Giocando d'anticipo sarai più efficiente. Inoltre, impara a dire no alle cose poco importanti o a quelle che ti fanno perdere solo tempo. Troppi impegni e attività fanno aumentare lo stress e possono privarti della gioia.

"Chi guarda il vento non seminerà; e chi guarda le nubi non mieterà". È risaputo che procrastinare non si concilia con la buona gestione del tempo. L'agricoltore che aspetta le condizioni ottimali potrebbe finire per non seminare o mietere mai. Similmente, a causa delle incertezze della vita magari non

riusciamo a prendere una decisione, oppure pensiamo di dover conoscere i minimi particolari di una questione prima di decidere. Certo, le decisioni importanti richiedono un'attenta riflessione, ma la realtà è che chi non prende rischi raramente ha successo nella vita. Ricorda che più sono grandi i rischi, maggiori sono le ricompense in caso di successo.

Oltre alla procrastinazione, è importante eliminare dalla propria vita anche i ladri di tempo, cioè quelle attività che ci sottraggono tempo senza che ne accorgiamo. Questi elementi sono sempre presenti durante le nostre giornate e possono essere individuati ed eliminati: uno su tutti, il vizio di controllare spesso i social network, perdendo tempo che potrebbe essere investito in attività più fruttifere.

54. Evitare di mangiare in piedi

Per un motivo o per l'altro, può capitare spesso di dover mangiare in piedi e velocemente, ma i dietologi e i nutrizionisti lo sconsigliano vivamente. La digestione, infatti, potrebbe risentirne perché da una parte l'organismo non riesce a rilassarsi, e dall'altra ingerisce più aria nel momento in cui acceleriamo i pasti.

Per avere una buona digestione bisogna mangiare a un ritmo normale, masticando bene il cibo. Quando mangiamo in piedi, inevitabilmente tendiamo a farlo più rapidamente e con ritmi più forsennati. L'atto del mangiare a tavola implica anche una pausa dalle nostre attività quotidiane, e farlo in piedi sembra solo un collegamento tra un'azione precedente e quella successiva. Bisognerebbe sedersi, senza alcuna distrazione, neanche la tv, e assaporare ogni boccone, da soli o in compagnia. Quando mangiamo in piedi spesso non siamo coscienti di quello che stiamo facendo e delle quantità che stiamo ingerendo.

Per questo motivo, i pasti consumati in piedi sono nemici della linea. Una delle regole più importanti per non ingrassare è allertare lo stress e concedersi una pausa pranzo calma e ragionata. Prima di sederti a tavola, porta con te il tuo piatto e tutto ciò che ti serve per il pasto. Una volta finito, dopo una ventina di minuti dall'inizio del pasto, non avrai più fame "reale". Potresti avere qualche stimolo mentale o nervoso che ti porti a desiderare altro cibo o qualche dolciume, ma non avendo più cibo in tavola sarà più facile resistere alla tentazione della fame nervosa. Anche la scelta degli alimenti deve essere oculata: i cibi non devono essere troppo grassi e non devono contenere troppi zuccheri a rapido assorbimento. Quindi se mangi spesso fuori casa puoi scegliere antipasti con verdure grigliate, carne o pesce cucinati ai ferri, alla griglia o al forno, verdure miste cotte o crude, un primo piatto leggero e poco condito, oppure nelle giornate più calde una macedonia di frutta fresca.

Ogni tanto puoi concederti un panino con arrosto e insalata o prosciutto crudo o cotto magro, oppure via libera a piatti unici come bresaola con rucola e grana, roast beef con limone, carpaccio con rucola, o prosciutto e melone.

55. Non mangiare dopo cena o di notte

Bisogna imparare a distribuire correttamente i pasti durante la giornata, così da evitare abbuffate serali che spesso si concludono con un dessert ipercalorico. Un semplice trucco è quello di alzarsi a tavola sazi al punto giusto e non abbuffati. Saltare completamente la cena è invece sbagliato, perché come dice un proverbio popolare "chi va a letto senza cena, tutta la notte si dimena".

Dopo cena, allontanati dalla dispensa e dal frigo e colloca i cibi da evitare negli scompartimenti più alti. Per molti, il bisogno puramente psicologico di mangiare qualche snack dopo cena nonostante siano sazi è difficile da abbandonare.

La fame ti si accende improvvisamente o gradualmente? È più probabile che la fame emotiva si manifesti sotto forma di un improvviso desiderio; la fame fisica, invece, si presenta in maniera graduale.

Che genere di alimenti desideri? Quando si tratta di fame emotiva, è molto più probabile desiderare cibi consolatori, dolci o salati, piuttosto che qualcosa di nutriente.

Non assumi abbastanza calorie durante il giorno? Se segui una dieta ipocalorica o salti i pasti, sicuramente la fame che avvertirai durante la notte è di natura fisica. Tuttavia, se hai consumato un pasto completo a cena, sono fattori emotivi a procurarti fame.

Per combattere questa cattiva abitudine, prima di tutto dovresti eliminare tutto il cibo spazzatura dalla tua dispensa. Dopodichè, puoi includere un determinato spuntino pre-nanna da assumere prima di andare a letto. Così facendo, se ti viene lo stimolo di mangiare qualcosa, mangerai qualcosa di sano e nutriente; se solitamente ti viene fame di notte, questo spuntino ti manterrà sazio per tutte le ore di sonno. Puoi mangiare uno yogurt greco bianco, qualche fonte di proteine magre come bresaola o fesa di tacchino con una fetta di pane integrale, oppure un paio di noci.

Ovviamente, bevi acqua a volontà: l'acqua infatti riempie lo stomaco e placa la fame. Non berla durante la cena, ma bevine almeno un litro un'ora dopo cena e prima di andare a letto. Puoi anche assumere un cucchiaio di miele prima di dormire: nel prossimo capitolo vedremo i suoi effetti benefici.

56. Sfruttare i benefici del miele

Il nutrizionista Mike McInnes si è occupato di esaminare la combinazione degli zuccheri naturali che sono contenuti nel miele, scoprendo importanti benefici legati all'uso di quest'ultimo al posto dello zucchero. Le proprietà benefiche di questo alimento innescano cambiamenti metabolici che permettono di non cedere alla voglia di zucchero durante il giorno e di bruciare i grassi nella notte.

Secondo McInnes, il motivo per cui cadiamo nel sovrappeso è da rintracciare nella grande quantità di zucchero che assumiamo durante il giorno. Quest'ultimo è contenuto anche negli alimenti raffinati considerati "sani", che spesso mangiamo in quantità eccessiva. Il corpo reagirebbe a tutto ciò in maniera incontrollata: rilascia l'insulina e tende ad immagazzinare i zuccheri come grasso. Il noto nutrizionista ha messo in luce il ruolo del cervello, che, a causa della sua dipendenza dallo zucchero, rende le diete particolarmente difficili da seguire. E' proprio il nostro cervello che, in condizioni di fame, invia diversi messaggi chimici per recuperare zuccheri, in una situazione di stress anche notturno. Ma ci sono buone notizie: il miele avrebbe la capacità di interrompere questo processo.

Ma il signor McInnes ha identificato un meccanismo aggiuntivo che il corpo usa per proteggere le cellule cerebrali da un possibile sovraccarico di zuccheri, il che significa che il cervello viene "affamato". McInnes ritiene che il miele possiede la chiave per rompere questo circolo vizioso. Una bevanda con un cucchiaio di miele prima di dormire è sufficiente per invertire il processo e ridurre lo stress notturno, permettendo di dormire meglio, in modo che il corpo può andare avanti con il processo essenziale di recupero e riparazione bruciando i grassi.

Il miele è altrettanto ricco di fruttosio e saccarosio e dovrebbe "funzionare" nel corpo allo stesso modo dello zucchero. Il miele, però, è creato dal nettare dalle api, che agiscono come una sorta di impianto di trasformazione naturale , permettendo di digerire gli zuccheri del miele cambiando la loro composizione. Inoltre, le centinaia di micro-nutrienti contenuti in ogni cucchiaino di miele cambiano il modo in cui la sostanza reagisce nel nostro sistema digestivo. A differenza dello zucchero raffinato, è infatti ricco di vitamine e sali minerali.

Nella "dieta del miele" ideata da McInnes si possono gustare deliziosi pasti in famiglia, snack e dolcetti di solito vietati nelle altre diete, tra cui dolci, muffin e persino biscotti - fintanto che sono fatti con il miele al posto dello zucchero. Sostituendo lo zucchero con il miele per tutta la giornata, e prendendo un grande cucchiaio di miele (anche in una bevanda calda) prima di andare a letto, si può dimagrire fino a 1 kg a settimana.

Sostituisci sempre lo zucchero bianco con il miele, e prima di andare a dormire un buon cucchiaio di miele!

57. La regola dei 66 giorni

Per trasformare un'azione in un'abitudine vera e propria servono tre ingredienti fondamentali: ripetizione, costanza e pazienza. Un mito diffuso è che occorrano 21 giorni per cambiare abitudini o acquisirne una nuova. Ma è proprio così? Quanto tempo occorre veramente per fare un cambiamento nella nostra vita?

Con l'esperienza ho imparato che in realtà occorre molto più tempo per consolidare una nuova abitudine. Studi recenti hanno dimostrato che il periodo di tempo ideale si aggira tra i 60 e i 90 giorni, e in media si raggiunge l'automaticità dopo 66 giorni.

Ad esempio: in molti provano un programma di esercizi mantenendolo per almeno tre settimane, ma nel 99% dei casi non dura. Formare una nuova abitudine e mantenerla, o perderne una in modo definitivo, richiede più tempo.

Si è scoperto anche che perdere un'opportunità di mettere in pratica il nuovo comportamento non compromette il processo di acquisizione della nuova abitudine. Perciò non importa molto se le persone ogni tanto perdono qualche colpo, la cosa importante è continuare ad impegnarsi per realizzare il proprio obiettivo.

Quindi, sii consapevole del tempo richiesto per consolidare le tue nuove abitudini e non darti troppo poco tempo per adattarti a un cambiamento. Se pensi di poter fare grandi cambiamenti in due o tre settimane, pensaci meglio. Faresti meglio a darti come minimo un paio di mesi, affinché il nuovo stile di vita che hai scelto divenga automatico. Infatti un'abitudine può definirsi tale solo quando diventa un'azione automatica. Nel momento in cui non avrai più bisogno di pensarci, allora potrai considerarla definitivamente instaurata. Gettare la spugna prima equivale ad aver sprecato tempo.

58. La tecnica del 3

Un semplice metodo per acquisire e consolidare nuove abitudini è la tecnica del numero 3, che può essere utile anche per abbandonare vizi e dipendenze. Abbiamo visto che per consolidare un'abitudine positiva o abbandonarne una negativa, il tempo richiesto è almeno 60 giorni, in media 66 ed in generale, la maggior parte delle persone ci riesce dopo 90. Spesso però, l'ardente desiderio di ottenere il fisico dei propri sogni è più forte della pazienza necessaria per aspettare tutti questi giorni, quindi in questo caso può essere utile la tecnica del 3.

Si tratta di una semplicissima tecnica per aumentare la propria disciplina. Dovrai iniziare impegnandoti per soli 3 giorni di forza di volontà e disciplina: dovrai soltanto concentrarti su questo breve lasso di tempo e non pensare a nulla oltre questa soglia. Dopo questo primo, piccolo traguardo, concediti una celebrazione e congratulati con te stesso, perché a volte anche solo tre giorni possono essere difficili e impegnativi. Ora, sarai pronto per il prossimo obiettivo: 3 settimane. Dopo questa fase, ti sentirai così potente e fiducioso nelle tue capacità che il traguardo finale dei 3 mesi sarà molto più semplice.

Considera ogni giorno come un successo, guarda alle tue giornate come piccole vittorie. Dopo tre mesi, l'abitudine sarà completamente formata e diventerà parte integrante di te e della tua vita, così non dovrai più pensarci attivamente, bensì sarà un comportamento automatico e spontaneo. Grazie alla disciplina e alla forza di volontà che hai costruito in questi mesi, potrai intraprendere nuovi obiettivi e imbarcarti verso nuove mete nella tua vita. Se riesci a padroneggiare l'abitudine di creare e consolidare nuove abitudini, potrai fare qualsiasi cosa tu voglia. Questa semplice tecnica sarà uno strumento per raggiungere obiettivi più grandi e importanti per te e per i tuoi cari in futuro.

59. Ascoltare il proprio corpo e i suoi bisogni

Capire al volo i messaggi che il tuo corpo ti manda non è facile, ma è possibile imparare a comunicare con lui ed ascoltare i suoi bisogni. Il tuo corpo sa sempre di cosa ha bisogno e quindi sa anche cosa mangiare, basta ascoltarlo. È lui che detta la fame e i tuoi bisogni, è per questo che è importante mangiare un po' di tutto e non privarsi di nulla. Prova ad allontanare i pensieri negativi e rilassa la mente appena cerca di discreditarti con la solita frase: "Sei a dieta e non devi mangiare".

È impossibile sostenere questo sforzo a lungo se vivi la dieta come un obbligo o una privazione. E' bene ritrovare un comportamento positivo e ascoltare le tue sensazioni.

Per molti è difficile sentire la voce del proprio corpo, condizionati dalle diete del momento, dai concetti di "cibo buono e cibo cattivo", dai messaggi della pubblicità non propriamente etici e spesso fuorvianti.

Spesso, il corpo comunica con noi attraverso alcuni dolori o malanni. Non vedi l'ora che arrivi il fine settimana e sabato sera ti viene un fortissimo mal di testa? Hai un colloquio di lavoro e proprio quella mattina ti svegli con il "colpo della strega"? Nonostante sembri il contrario, il tuo corpo non ce l'ha con te, perché in verità quando si "ammala" è il primo alleato al servizio del tuo benessere. Per cogliere i suoi messaggi puntuali, e a volte impertinenti, è indispensabile però cambiare atteggiamento nei confronti della malattia e imparare a usarla come uno strumento per conoscersi meglio.

Un malanno, per quanto fastidioso, è un energico invito da parte del tuo corpo a occuparti di te (o di lui, che dir si voglia). Lo scopo di una ribellione fisica è farti fermare e metterti di fronte a una questione intima che, per paura, distrazione o debolezza, non riesci a superare. E sono proprio i sintomi che si manifestano a dirti quale sia il problema. Quando il corpo si ribella e ti dà i suoi avvertimenti non dovresti subito ricorrere a una pillola, bensì staccare per un attimo i contatti con il mondo esterno e metterti in ascolto di quello interno. Se continui a fare finta di niente, ignorando i campanelli d'allarme, invece di stare meglio starai sempre peggio.

60. Non preferire la convenienza alla qualità

Tutte le persone che seguono uno stile di vita sano condividono l'abitudine di preferire la qualità alla convenienza, perlomeno quando si tratta di cibo. A causa della crisi economica, molti italiani sono purtroppo passati da scegliere la qualità a scegliere la convenienza. Ognuno è libero di scegliere ciò che preferisce e di mangiare ciò che desidera, ma se vuoi cambiare il tuo stile di vita e intraprenderne uno più sano, allora dovrai fare i conti anche con questa tendenza.

Bisogna fare una doverosa premessa: il cibo di qualità si paga. Purtroppo il mondo funziona così: i cibi più nutrienti e salutari sono anche quelli più costosi. Eppure, non è difficile trovare cibo di qualità a prezzi convenienti, basta cercare il luogo giusto. Per quanto riguarda frutta e verdura, puoi andare in un mercato contadino (in cui i prezzi sono generalmente più bassi) e prendere le cassette di ortaggi "in scadenza", così da risparmiare molto. Per quanto riguarda le uova e i latticini, prova ad andare direttamente dal produttore nella tua zona: in Italia ci sono tantissime piccole fattorie con produzione propria i cui prezzi sono simili a quelli dei supermercati, ma la qualità molto maggiore. La carne e il pesce sono alimenti cari a prescindere, ma anche in questo caso i produttori diretti possono applicare prezzi più bassi. Per tutti questi alimenti, puoi anche dare un'occhiata su internet: ci sono tantissime fattorie ed aziende agricole che vendono i loro prodotti online a prezzi competitivi.

Presta sempre attenzione alla qualità e scegli sempre cibi sani e genuini. Informati sulla provenienza di frutta e verdura, scegli solo carni non da allevamenti intensivi, scegli solo pesce pescato, acquista solo olio d'oliva extravergine... questi sono solo esempi per farti capire che la qualità del cibo è importante, perché NOI siamo quel che mangiamo.

61. Scrivere 100 cose che ami di te stesso e della tua vita

Puoi fare questo esercizio ogni 90 giorni, oppure quando hai bisogno di una dose aggiuntiva di motivazione e di fiducia in te stesso per continuare il tuo percorso, perché questo è esattamente l'effetto che questo semplice esercizio avrà sul tuo umore.

Si tratta di elencare le 100 cose che ami della tua vita e di te stesso. Le cose che ami della tua famiglia, le cose per cui sei grato, le cose che ami del tuo lavoro, quelle riguardanti il tuo continuo e costante miglioramento dal punto di vista fisico ed alimentare. Il numero 100 può sembrare imponente, ma una volta che avrai preso la mano riuscirai ad elencarne una dopo l'altra. Scrivi tutto ciò che ti salta in mente, non trattenerti. Spesso non ci pensiamo e non ne siamo consapevoli, ma ci sono tantissime cose di cui essere grati nelle nostre vite. Arrivato al numero 20, ti renderai conto di potercela fare. Arrivato al numero 50, inizierai a guardarti con occhi diversi. Una volta completato l'esercizio con il numero 100, non potrai fare a meno di amare te stesso e la tua vita!

62. Sfruttare le spezie brucia-grassi

Per dimagrire, oltre ad una regolare attività fisica e ad una corretta alimentazione, possiamo sfruttare alcune spezie che ci permettono di bruciare più velocemente le calorie e le riserve di grasso presenti nel nostro corpo. Sono un valido aiuto in cucina perché aggiungono sapore non solo ai nostri piatti, ma anche nella nostra vita, perché ci aiutano a stare meglio.

Curcuma

La curcuma, impiegata soprattutto nella cucina indiana, è una delle spezie più conosciute e famose. È una delle fonti più importanti di beta-carotene, un potente antiossidante che protegge il fegato dai danni causati dai radicali liberi. Aiuta anche a ridurre i depositi di grasso presenti nei tessuti adiposi, perché aiuta il fegato a metabolizzare i grassi che si sono accumulati durante i pasti e che provengono da zuccheri in eccesso e carboidrati raffinati. Inoltre, sembra che aiuti a proteggere il cervello dai danni di alcune malattie come l'Alzheimer e il Parkinson.

Zenzero

Lo zenzero è una spezia molto usata nella medicina ayurvedica. Ha tantissime proprietà, tra cui anche la capacità di contribuire alla riduzione della cellulite e dei grassi stagnanti. Per poter usufruire di tutte le sue proprietà, è meglio se possibile consumare la radice fresca, masticandone un pezzettino al giorno, oppure aggiungendolo a un frullato o a un succo fresco. Anche l'aggiunta di un cucchiaino di zenzero in polvere durante il pasto o in una tazza di tè a colazione aiuta a bruciare 43 calorie in più del solito.

Peperoncino

Non poteva mancare il peperoncino, una delle spezie più utilizzate per accelerare il metabolismo e bruciare i grassi. Possiede un effetto termogenico, in grado di aumentare il livello di calorie bruciate dal nostro corpo. In particolare, l'organismo viene spinto a consumare più calorie nel breve periodo che va dal momento dell'assunzione del peperoncino fino a circa 20 minuti dopo. Aiuta a dimagrire anche dal punto di vista psicologico perchè, rendendo piccanti gli alimenti, ci porta a consumarli più lentamente facendoci sentire sazi prima.

Pepe nero

Come il peperoncino, anche il pepe nero è una spezia che utilizziamo molto spesso in cucina. Anche il pepe nero vanta delle proprietà termogeniche che favoriscono il dimagrimento e il controllo del peso, stimolando il metabolismo corporeo.

Cardamomo

Il cardamomo è una spezia indiana conosciuta per le sue proprietà termogeniche. È una spezia che accelera il metabolismo e può essere utilizzata in aggiunta ad alcune bevande come tè e caffè. Aiuta anche nella digestione.

Cannella

La cannella è da sempre considerata una delle spezie migliori per contribuire all'eliminazione dei grassi. Possiede la capacità di abbassare i livelli di colesterolo e trigliceridi nel sangue, permettendo di tenere bassa anche la concentrazione di zucchero. Secondo alcune ricerche, 1 cucchiaino di cannella nel cibo permette di metabolizzare lo zucchero 20 volte meglio, evitando l'accumulo di grasso e stabilizzando i livelli di umore e di energia. Inserire questa spezia nella propria dieta è davvero molto facile, poiché sta bene sia con i cibi dolci sia con quelli salati.

Aglio

Chi nella propria cucina non ha l'aglio? Considerato una spezia in senso lato, l'aglio possiede delle sostanze fitochimiche che abbattono i depositi di grasso nel corpo, riducendo la formazione di colesterolo.

Prima di assumere qualsiasi di queste spezie, controlla sempre eventuali intolleranze o possibili incompatibilità con il tuo organismo!

63. Sfruttare le proprietà degli oli essenziali

Esistono alcuni oli essenziali in grado di aiutare il processo di dimagrimento, anche se per molti potrebbe essere un'illusione. Eppure l'Aromaterapia e' in grado non solo di far dimagrire in modo naturale e sicuro, ma anche di farlo nella maniera meno stressante possibile.

Equilibrando le situazioni di stress e le tensioni emotive, porterai armonia e positività all'interno della tua vita. Gli oli essenziali possono essere un valido aiuto perchè non solo aiutano realmente a perdere peso bilanciando appetito e metabolismo, ma lo fanno migliorando anche l'energia fisica e mentale. Ecco gli oli essenziali più indicati per questo scopo.

Olio essenziale di Pompelmo: è efficace nel controllare l'appetito e nell'eliminare le riserve di adipe localizzate. Inoltre tonifica la cute per eliminare l'effetto "pelle cadente". A livello emotivo, il pompelmo aiuta ad eliminare lo stress, a sviluppare l'auto-accettazione e a ritrovare il giusto grado di positività.

Olio essenziale di Limone: ha un ottimo effetto disintossicante sul corpo, aumenta i livelli di energia fisica e risolve i disturbi digestivi. A livello spirituale permette di allontanare i giudizi negativi sul proprio corpo e di trovare una nuova carica emotiva.

Olio essenziale di Cannella: migliora sensibilmente il lavoro dei due precedenti oli essenziali regolando i livelli di insulina, migliorando la digestione e la circolazione sanguigna, e disintossicando in modo delicato il corpo. Emotivamente e spiritualmente, l'olio essenziale di cannella migliora l'immagine che abbiamo di noi e ci consente di apprezzare i cambiamenti del nostro corpo in fase di dimagrimento.

A differenza dei tanti integratori dimagranti sul mercato, gli oli essenziali non contengono caffeina, zuccheri, sostanze artificiali come aromi, coloranti o conservanti e non hanno effetti collaterali.

Puoi provare questa semplice ricetta: 15 gocce di olio essenziale di limone + 25 gocce di olio essenziale di pompelmo + 10 gocce di olio essenziale di cannella. Miscela la ricetta in 50 ml di olio vettore o crema base e applicala con un leggero massaggio su gambe e braccia 1 o 2 volte al giorno.

Un'altra semplice ricetta: in circa 60 ml di olio di mandorle dolci, da usare come olio vettore, aggiungi 5 gocce di olio essenziale di pompelmo, 5 gocce di olio essenziale di limone e 5 gocce di olio essenziale di cipresso. Versa tutti gli oli in una bottiglietta di vetro e mescolali bene.

Acquista oli essenziali puri al 100% per avere i risultati migliori e presta sempre attenzione ad eventuali allergie ed intolleranze.

64. L'aceto di mele

Non tutti sanno che l'aceto di mele ha delle proprietà che lo rendono perfetto per chi vuole perdere peso e bruciare grassi. Contiene infatti molti minerali, vitamine importanti, aminoacidi ed enzimi: potassio, sodio, calcio, magnesio, beta-carotene, vitamine A, B1, B2, B6, C ed E, tutti utilissimi per purificare il corpo ed aiutare la digestione.

L'uso dell'aceto di mele come toccasana per la digestione è conosciuto da tempi antichissimi. Soltanto nel 1958, DC Jarvis ne individuò l'efficacia in termini di dimagrimento. Fu pubblicato un libro in cui si consigliava l'uso di questa bevanda ricchissima di potassio per migliorare il lavoro dell'intestino e la digestione.

L'aceto di mele regola la glicemia, perché la sua natura acida gioca un ruolo fondamentale. Se consumato durante i pasti, ha un effetto enorme nel ridurre la velocità con cui è rilasciato il glucosio nel sangue dall'intestino. Ciò si traduce in una minore quantità dell'ormone insulina rilasciato nel flusso sanguigno. Come abbiamo visto diverse volte, l'insulina è un ormone molto potente per l'immagazzinamento dei grassi. Quando c'è insulina in eccesso nel sangue, diventa quasi impossibile perdere grasso.

Tutte le sostanze nutritive e benefiche che sono contenute nel frutto della mela, si ritrovano in maniera più concentrata nell'aceto di mele. Questo è in grado di eliminare le tossine, mantenere il peso-forma, stimolare il metabolismo, ridurre il gonfiore di stomaco, stimolare la circolazione, migliorare il drenaggio delle cellule adipose e della cellulite, disintossicare e purificare il sangue regolandone il valore del pH, alleviare i dolori articolari, contrastare la formazione di calcoli, abbassare il livello del colesterolo, alleviare alitosi, gengive sanguinanti, mal di denti e infezioni del cavo orale.

Come vedi, nonostante la lista sia già abbastanza ricca, questi sono solo alcuni dei benefici che l'introduzione dell'aceto di mele nella propria alimentazione può apportare alla tua salute.

Oltre ad inserirlo delle ricette della nostra cucina come ingrediente o come condimento, sostituendo completamente l'aceto di vino, è possibile assumerlo tutte le mattine. Puoi mischiare 2 cucchiaini di aceto di mele e 1 di miele, in un bicchiere d'acqua tiepida da bere appena svegli.

Puoi anche sciogliere due cucchiai di aceto di mele in un bicchiere d'acqua e berne uno prima dei tre pasti principali, aggiungendo, se lo desideri, un cucchiaio di sciroppo d'acero o miele per addolcire la bevanda. Assumere l'aceto di mele prima dei pasti dà il tempo all'organismo di accelerare il metabolismo, frenando l'appetito. Puoi iniziare con un cucchiaino prima di ogni pasto e gradualmente arrivare fino a tre cucchiaini, sempre diluiti in acqua.

Esistono degli effetti collaterali legati all'uso costante dell'aceto di mele. Potrebbe infatti danneggiare l'esofago e altre parti del tratto digerente, agire negativamente sullo smalto dei denti, provocare un abbassamento del livello di potassio nel sangue ed un abbassamento della densità minerale ossea. Per queste ragioni, l'uso eccessivo di aceto di mele è sconsigliato a chi soffre di osteoporosi. Inoltre potrebbe entrare in contrasto con medicinali per la pressione sanguigna e il diabete, quindi chiedi sempre al tuo medico di fiducia prima di provare nuovi alimenti, come l'aceto di mele in questo caso.

65. Le proprietà del limone

Il limone, grazie alle sue svariate proprietà, viene largamente utilizzato a scopi terapeutici. I benefici del limone sono dati principalmente dall'acido citrico, limonene, pinene, vitamina C. Il limone però contiene altre sostanze benefiche come vitamina A, B, PP, fosforo, calcio, rame, manganese e zuccheri.

Il limone è fonte di benessere, e tra le altre cose fa anche dimagrire. Come abbiamo visto, bere un bicchiere d'acqua calda con succo di limone come prima cosa la mattina fa dimagrire, in combinazione con un'alimentazione sana ed esercizio fisico. Il limone ha proprietà depurative e disintossicanti e l'assunzione del succo di mezzo limone al mattino a digiuno ha effetti riequilibranti per l'intestino. Spesso, la difficoltà a perdere il grasso in eccesso risiede in un sistema digestivo lento e la dieta convenzionale peggiora il problema. L'aggiunta del limone nella tua dieta, compreso il succo e la buccia, migliora la digestione e aiuta a perdere i chili indesiderati.

Aggiungere il succo di limone all'acqua anche durante i pasti aiuta il sistema digestivo ed aiuta a prevenire stitichezza e diarrea. Il limone è naturalmente ricco di vitamina C, rimuove le tossine dal corpo, favorisce un sistema immunitario più forte, aiuta a purificare il sangue ed è un antisettico naturale.

La buccia di limone è ricca di pectina, una grande fonte di fibre che aiuta a dimagrire, poiché si trasforma in un gel appiccicoso quando digerita. Questa sostanza impedisce allo stomaco di assorbire lo zucchero troppo velocemente. È stato dimostrato che la pectina è in grado di far passare la voglia di mangiare fino a quattro ore dopo l'assunzione.

66. Usare le foto per monitorare i miglioramenti

La bilancia dovrebbe essere l'ultimo dei problemi, il vero progresso è quello allo specchio.

Viviamo nell'epoca dei selfie, quindi monitorare il miglioramento con le fotografie è oggi più facile che mai. Per creare un buon diario fotografico è necessario utilizzare un'illuminazione il più possibile neutra, uniforme e costante: non utilizzare luci mirate a evidenziare alcune parti del corpo e scatta le tue foto sempre nello stesso punto della stanza.

Fotografa tutto il corpo, indossando un costume o l'intimo, e monitora l'intero corpo dalla testa ai piedi: scatta una foto di fronte, una di fianco e una di schiena, usando l'autoscatto o facendoti aiutare da qualcuno.

Dovresti ripetere questi controlli una volta ogni 2-4 settimane, possibilmente con la stessa illuminazione e lo stesso abbigliamento. Oltre a monitorare l'andamento dei risultati concreti, e quindi a valutare la bontà e l'efficacia dell'allenamento e dell'alimentazione, le fotografie sono lo stimolo e la motivazione a continuare col proprio percorso, e a fare sempre meglio.

Esistono inoltre molte applicazioni per smartphone che ti possono aiutare a monitorare i tuoi miglioramenti. Troverai un elenco in un capitolo successivo, ma ogni giorno escono nuove App con funzionalità moderne ed aggiornate, quindi dai un'occhiata al tuo cellulare!

67. Pensare a lungo termine

Quando pensiamo al dimagrimento dobbiamo considerarlo un progetto a lungo termine: non ha senso affidarsi alle diete miracolose che promettono di perdere *"7 chili in 7 giorni"*, efficaci solo nel breve periodo e che rischiano di creare scompensi al nostro fisico.

Devi tenere a mente che la finalità principale dei tuoi sforzi non è altro che la tua salute ed il tuo benessere, sia fisico che mentale. Non ha senso affidarsi a diete miracolose che ti sottopongono a un pesante stress per ottenere piccoli risultati nel breve periodo, a scapito della tua salute generale.

Per quanto riguarda il dimagrimento, non esistono i miracoli. Se stai cercando di metterti in forma per la prova costume ed inizi a cambiare stile di vita nel mese di giugno, probabilmente non riuscirai nel tuo intento. Devi dare tempo al tuo corpo e alla tua mente per raggiungere quegli obiettivi che sono duraturi e concreti, cioè quelli per cui vale la pena combattere.

Pensa sempre a lungo termine: devi iniziare ad allenarti e a mangiare in modo corretto non tanto per la prova costume, quanto per riuscire a stare in forma ed in salute. Dev'essere soltanto questo il tuo obiettivo, dimentica quei piccoli risultati nel breve periodo. Ciò funziona perché quando ti alleni per la tua salute e per il tuo benessere, inizi ad apprezzare il tuo cambiamento, inizi ad apprezzare il tuo nuovo stile di vita, inizi a mangiare sano.

Molte persone, prese dall'ansia del breve periodo, si riducono a digiunare per poter perdere i chili in eccesso nel giro di pochi giorni, prima delle vacanze. In realtà stanno soltanto compromettendo la loro salute: a parte quei pochi chili persi nei primi giorni a causa della perdita di liquidi, il peso poi inizia a stallare e il metabolismo rallenta; sconfortati, ricominciano a mangiare e riprendono non solo tutto il peso perso, ma anche gli "interessi".

68. Combattere la ritenzione idrica

La ritenzione idrica è la tendenza dell'organismo a trattenere i liquidi, dovuta ad uno scarso drenaggio da parte dell'organismo e da una circolazione sanguigna poco efficiente. Per la maggior parte delle volte, essa è causata da una dieta e da uno stile di vita scorretti; talvolta, però, può essere il sintomo di una patologia sottostante ben più seria, quali disturbi cardiaci o renali. L'intervento del medico di fiducia serve sia a comprendere se si è effettivamente di fronte a un caso di ritenzione idrica, sia a valutare se ci sono i presupposti per considerare un'eventuale causa patologica.

Esistono diversi rimedi naturali per questo problema. Il primo rimedio contro la ritenzione idrica è l'attività fisica. Bisogna muoversi di più e, se si è sommersi da impegni e non si riesce a trovare il giusto tempo da dedicare esclusivamente all'esercizio fisico, occorre trovare piccoli espedienti che consentano di fare movimento durante le normali attività quotidiane: prendere meno l'auto e camminare di più, rinunciare all'ascensore e fare le scale a piedi, eccetera. Particolarmente indicati contro la ritenzione idrica sono gli sport che si possono svolgere in acqua, come nuoto e aquagym, poiché consentono a tutti i muscoli di lavorare e l'acqua riossigena i tessuti.

Un altro rimedio naturale contro la ritenzione idrica consiste, guarda caso, nel mangiare in maniera corretta. Via libera a frutta e verdura di stagione, in particolare quella con tanta vitamina C, che aiuta a proteggere i capillari sanguigni. È fondamentale inoltre aumentare il consumo di alimenti ricchi di potassio (fichi secchi, banane, albicocche disidratate, avocado, kiwi, ecc..), elemento essenziale nella lotta alla ritenzione idrica in quanto, antagonista del sodio, ha un forte potere drenante e favorisce l'eliminazione dei liquidi in eccesso. Bisogna ridurre il consumo di dolci e di quei cibi contenenti molto sale. È importante, inoltre, un'abbondante idratazione con acque poco mineralizzate (residuo fisso sotto i 100 mg/L). Sono invece da eliminare le bevande zuccherate e gli alcolici. Il caffè andrebbe assunto con moderazione.

Per chi sta seduto molte ore in ufficio, sarebbe ideale tenere le gambe sollevate da terra. È buona norma mettere uno sgabello basso sotto la scrivania e poggiarci sopra i piedi. Chi trascorre molte ore in piedi senza muoversi, invece, dovrebbe ogni tanto fare un esercizio che consiste nel sollevare le punte dei piedi da terra, per stimolare la circolazione e il ritorno venoso. Quando ci si sdraia a letto, può essere utile tenere un cuscino sotto i piedi o, in alternativa, posizionarlo sotto il materasso, in modo che le gambe restino un po' sollevate, per favorire la circolazione.

Per sconfiggere la ritenzione idrica, si possono anche utilizzare alcune erbe che aiutano a drenare i liquidi in eccesso e a migliorare la circolazione, sotto varie forme.

Una di queste è il cipresso, sotto forma di olio essenziale o di tintura madre. In caso di cellulite, per favorire la circolazione, si assumono da 20 a 40 gocce di tintura madre di cipresso disciolte in poca acqua, preferibilmente prima dei pasti. Se invece è sotto forma di olio essenziale, puoi diluirne tre gocce in un cucchiaio di olio di mandorle dolci e massaggiare il composto sulle gambe con movimenti circolari dal basso verso l'alto. I massaggi andrebbero effettuati ogni giorno, per risultati apprezzabili.

La Centella asiatica, sotto forma di estratto secco, è un'altra pianta utile contro la cellulite e la ritenzione idrica. Puoi assumerne una compressa (300 mg di estratto secco) tre volte al giorno, durante i pasti principali. La Centella asiatica è utile in caso di fragilità capillare, insufficienza venosa, edemi e gambe gonfie perché stimola la produzione di collagene, una proteina che dà resistenza ai tessuti connettivi.

Per un effetto drenante, è possibile assumere il tarassaco sotto forma di compresse o tisana. Nel primo caso, si consiglia di assumere due compresse al giorno (radice di tarassaco, 300 mg), trenta minuti prima del pranzo o della cena. Le tisane invece si preparano con foglie e radici di tarassaco: bevendo una o due tazze di tisana al tarassaco nel corso della giornata, si stimolano la diuresi e la depurazione dell'organismo, favorendo l'eliminazione della cellulite.

L'edera è una pianta dalle proprietà vasocostrittrici, quindi è particolarmente adatta a combattere la cellulite. L'olio essenziale di edera si massaggia una o due volte al giorno sulle zone colpite da cellulite e per vedere miglioramenti sulla circolazione e sulla pelle a buccia d'arancia, bisognerebbe utilizzare l'olio di edera per almeno 30 giorni.

Il gambo d'ananas rappresenta un valido aiuto contro la cellulite. Si possono assumere da tre a sei compresse di estratto di gambo d'ananas (300 mg) due o tre volte al giorno. Il gambo d'ananas deve la sua efficacia all'alto contenuto di bromelina, un enzima che aiuta a drenare i liquidi corporei e a sgonfiare gli edemi: in questo modo è possibile contrastare la ritenzione idrica, la pesantezza agli arti inferiori e gli inestetismi della cellulite.

69. Cambiare significa andare controcorrente

Andare controcorrente è quanto di più difficile ci sia, quando si fanno affermazioni o si prendono decisioni impopolari si viene inevitabilmente giudicati ed etichettati come diversi. È la società in cui viviamo che ci inculca il messaggio che essere ben integrati è ok, mentre pensare diversamente è da perdenti. Talvolta, però, per cambiare stile di vita è necessario intraprendere scelte drastiche, che possono scontentare le persone ed essere etichettate come errate, anche se non lo sono. Per questo motivo è molto importante imparare ad andare controcorrente e dare il giusto peso al giudizio altrui.

Devi prendere il timone della tua vita ed esserne la causa, non l'effetto. Ciò significa che sarai TU a prendere le decisioni che riguardano la tua vita, non ti lascerai controllare dagli altri. Ricorda: in questo mondo, tu sei l'unica persona che pensa al tuo completo interesse; gli altri pensano al loro interesse, non al tuo, e se lasci loro controllare la tua vita in un modo o nell'altro, essi cercheranno ti "tapparti le ali" e prevalere su di te.

Nessuno ha tutti i consensi, nemmeno il Papa, per questo motivo ci sarà sempre qualcuno che giudicherà male le nostre scelte, il nostro modo di pensare o le nostre prese di posizione. Le persone hanno la spiccata tendenza e giudicare gratuitamente gli altri, anche se non ne hanno il diritto, e si permettono di sentenziare su argomenti che spesso non conoscono veramente.

Diversi anni fa, ebbi l'occasione di ascoltare questa storia, che mi colpì molto e mi stimolò a cambiare stile di vita. Voglio condividerla con te, sperando possa convincerti a cambiare la tua vita, in caso tu non sia ancora completamente convinto.

"Ero in spiaggia a rilassarmi, steso sulla sabbia, godendomi il vento fresco e il profumo di salsedine. Vicino a me si trovavano dei vecchi pescatori, che continuavano a riempire un secchio con il loro bottino: evidentemente, era un'ottima giornata per loro. Incuriosito, decisi di andare a controllare il contenuto del secchio: erano granchi. E notai subito un granchio più ambizioso degli altri, che stava cercando di scalare la massa dei suoi simili, uno dopo l'altro. Dopo tanta fatica, riuscì ad arrivare alla fine del secchio e, proprio mentre si stava affacciando verso l'esterno, verso la libertà... dissi al pescatore di stare attento al suo secchio, perché un granchio bello grosso stava scappando. In tutta serenità mi rispose <Stai tranquillo, guarda cosa succede adesso...>.

Attonito, assistetti a una scena che porterò per sempre nella mia memoria: mentre il granchio ambizioso si stava spingendo fuori dal secchio, TUTTI gli altri granchi allungarono le chele per afferrarlo dalle gambe e lo tirarono giù. In quel momento realizzai che anch'io avevo tanti, troppi granchi nella mia vita."

Tutti noi abbiamo questo genere di granchi nella nostra vita. Sii consapevole e preparati mentalmente ad incontrare persone che cercheranno di tirarti giù nel pozzo insieme a loro. Devi essere forte e resistere alle loro distrazioni: ma dopo aver letto questa storia, sei già una spanna oltre i tuoi "avversari".

70. Imparare a dire NO

Sono molte le persone che desiderano cambiare stile di vita, ma trovano difficile rinunciare ai loro piaceri. Per non cadere in tentazione, bisogna imparare a dire di no e capire che lo si fa per il proprio bene.

Prima di tutto, tieni a mente i tuoi obiettivi ed il tuo "perché". Per quale motivo vuoi cambiare stile di vita? Perché hai iniziato questo percorso? Per restare motivato, ricorda da dove hai cominciato e perché. A volte diciamo di sì a una richiesta soltanto perché non sappiamo esattamente per quale motivo dovremmo dire di no, pur provando istintivamente la sensazione che quella determinata attività non contribuirà in alcun modo al benessere nostro o di chi abbiamo vicino.

Questa sensazione dovrebbe rappresentare per te il primo campanello d'allarme, un indizio del fatto che probabilmente quella certa attività non è in linea con le tue ambizioni e i tuoi obiettivi. Il tuo intuito ti sta semplicemente comunicando che sarebbe il caso di fare dell'altro, qualcosa che sia finalizzato alla realizzazione dei tuoi sogni.

Devi capire che ogni volta che dici di sì, stai donando il tuo tempo a qualcuno o a qualcosa. Il tuo tempo è la moneta col più alto valore. Puoi certamente decidere di continuare a dire di sì a ogni minima richiesta che ti provenga dall'esterno, ma ciò significa che difficilmente avrai tempo per vivere la vita che davvero sogni. Ogni volta che qualcuno ti avanza una richiesta, prova allora a pensarci su due volte prima di dire sì o no. Pensa a quali sarebbero le implicazioni a breve e a lungo termine di una risposta affermativa. Il tempo è ben più prezioso del denaro, perché il denaro una volta andato forse potrai riaverlo indietro, mentre il tempo, una volta andato, è perso per sempre. Usalo per le cose a cui tieni davvero.

Ricordati che "NO" è una frase completa: non richiede altro. Dire di no non significa essere egoisti, non significa pensare soltanto a se stessi. Al contrario, dire di no a delle richieste significa potersi concentrare e dedicarsi al massimo a ciò che davvero è in grado di creare valore aggiunto, sia per noi che per gli altri. Non pensare che una risposta negativa a una richiesta ti metta in cattiva luce o che possa far arrabbiare chi te l'ha rivolta. Dire di no non significa essere scortesi, se sappiamo spiegare in modo chiaro e coerente le nostre ragioni.

Fallo sempre in modo garbato e tranquillo, evidenziando bene che il tuo rifiuto non è dettato da motivi personali, ma dal tuo bisogno di agire in linea con le tue priorità. Coinvolgi l'altro nei tuoi sogni, condividi con lui le tue aspirazioni, spiegagli con serenità ed entusiasmo quali sono i tuoi obiettivi e quali sono le attività a cui intendi dedicarti.

71. Non rinunciare alle cene in compagnia

Uno dei più grandi problemi che si parano dinnanzi a chi affronta un programma mirato alla perdita del grasso in eccesso sono i pranzi e le cene con amici o parenti, in casa o fuori. Abbiamo visto l'importanza di dire "no" alle tentazioni, anche quando si tratta proprio dei nostri cari. In realtà, esiste una soluzione molto semplice, che richiede solo una buona dose di coraggio e di forza di volontà.

La buona abitudine da acquisire è non rinunciare a questi eventi, ma imparare a fare quei piccoli aggiustamenti che possono trasformare un menu tradizionale in un pasto più sano e utile al proprio obiettivo. L'importante è sapere cosa mangiare. Abbiamo visto varie volte nel corso di questo libro le combinazioni alimentari corrette, i cibi da evitare, quelli per cui vige il "via libera". In generale, puoi sempre concederti un pasto composto da alimenti sani e genuini di origine naturale, anche quando ceni in compagnia: cereali, carne, pesce, verdura, uova, legumi – ovviamente, senza esagerare con le porzioni.

Mangiare al ristorante con famiglia e amici fa parte della vita, e non è necessario sacrificare questi momenti di relazioni sociali. L'importante è non lasciarsi trascinare, ma saper scegliere come e cosa mangiare e prenderne nota, possibilmente prima ancora di recarsi al ristorante.

72. Creare una Vision Board personale

Focalizzare obiettivi e propositi e renderli tangibili su una tavola: ecco come creare una vision board, la tavola virtuale per focalizzarsi sui propri obiettivi. Si tratta di un foglio, una lavagnetta o una tavola, reale o virtuale sul tuo pc, dove posizionare immagini o disegni che rappresentino un obiettivo della tua vita. Devi scegliere degli scopi chiari e perseguirli, rappresentandoli graficamente su questa board.

Per trovare le immagini giuste, siediti e rifletti sui tuoi obiettivi. Cosa vuoi ottenere tra 90 giorni? Come vorresti cambiare la tua vita? Dove vorresti vivere, quali mete visitare? Che fisico vorresti ottenere? Che auto vorresti guidare? Pensa intensamente a quello che desideri e una volta chiariti i tuoi obiettivi, puoi cercare le immagini su Google o su alcune riviste, per esempio. Le immagini scelte devono abbagliarti, stupirti e farti immaginare di essere in quel posto o vivere quell'esperienza .

Se decidi di costruire una vision board fisica e non virtuale, la parte più bella sarà incollare tutte le foto che hai stampato o ritagliato. Avere sott'occhio "la bellezza" dei propri desideri aiuta a concentrarsi e fare il possibile per esaudirli. Osservando ogni giorno le foto sulla vision board, svilupperai una maggiore concentrazione – un maggior FOCUS – sull'oggetto raffigurato, che rimarrà ben impresso nella mente e nel subconscio.

Appendila vicino al tuo letto, così da poterla osservare prima di addormentarti ed appena ti svegli, ogni giorno della tua vita.

73. Cambiare i propri piatti

Ebbene sì, i piatti in cui mangiamo giocano un ruolo importante nel processo di dimagrimento. Hai mai pensato alla dimensione dei piatti in cui mangi regolarmente? Questo fattore può farti mangiare di più o di meno a seconda dei casi.

Per quanto il consiglio ti possa sembrare banale o strampalato, sappi che è scientificamente provato. Lo dice una ricerca americana condotta da Koert van Ittersum del Georgia Institute of Technology insieme a Brian Wansink della Cornell University e pubblicata sul Journal of Consumer Research: il piatto più grande fa sì che uno mangi di più e non si parla neppure di una variazione minima, bensì di un aumento del consumo di cibo che va dal 9 al 31% con tutti i chili annessi e le calorie del caso!

Van Ittersum e Wansink hanno evidenziato infatti come i "*225 studenti che hanno partecipato allo studio ingerivano ben 50 calorie in più al giorno rispetto al fabbisogno normale, proprio perché indotti dalla dimensione delle stoviglie che, a quanto pare, dal 1990 sino ad oggi sono aumentate del 23% rispetto al passato.*"

Un piatto più piccolo, invece, tende a confondere il nostro occhio e permette di far credere al cervello di essere sazi prima, con una porzione piena in un piatto piccolo. Il cervello può essere ingannato in vari modi e, per quanto la scelta della dimensione del piatto possa sembrare iniqua, è in realtà invece una comprovata condizione a favore o a sfavore della nostra dieta.

Anche il colore del piatto ha una determinante nella quantità di cibo ingerito. Pare che se si utilizza un piatto rosso, questo colore ci invogli a mangiare decisamente meno.

Probabilmente, ciò nasce dal fatto che il rosso sia il colore dell'errore e dello Stop, quindi il cervello è indotto, anche inconsciamente, a pensare che il piatto vuoto, tutto rosso, sia un errore. Secondo i ricercatori infatti *"il colore del piatto in cui mangiamo ha un ruolo determinante nella percezione della quantità di cibo che contiene, e quindi delle porzioni che serviamo."*

Insomma, ricordati che anche l'occhio vuole la sua parte e il fatto di poter in qualche modo ingannare il cervello è un trucco facile da mettere in pratica e molto utile da sapere. Prova a cambiare i piatti per te e la tua famiglia!

74. Usare i condimenti con attenzione

Spesso, nei condimenti che utilizziamo si nascondono molte calorie. Quelli costituiti da grassi animali o vegetali sono materie prime da scegliere e dosare sapientemente per evitare che danneggino la linea o la salute. I grassi contenuti nei condimenti più diffusi (come burro e olio d'oliva), purché non si ecceda nel loro utilizzo, sono necessari per la salute: forniscono energia, favoriscono l'assorbimento delle vitamine liposolubili e dei carotenoidi, proteggono nervi e cervello, nutrono la cute e la mantengono elastica. L'uso eccessivo di questi condimenti, invece, può provocare sovrappeso o malattie. Ma i condimenti non sono solo grassi: esistono versioni scarsamente caloriche, o addirittura a zero calorie, che possono dare sapore senza farci accumulare adipe.

Burro e panna dal latte, lardo e strutto (o sugna) dal grasso del maiale, dal punto di vista nutrizionale hanno un elevato tenore di acidi grassi saturi che tendono a far innalzare i livelli di colesterolo, come anche gli oli vegetali di cocco e di palma. È senz'altro bene non eccedere nel loro consumo, tendendo a preferire, quando possibile, l'uso di grassi di origine vegetale e in particolare di olio extravergine di oliva.

I grassi vegetali (olio di oliva e di semi spremuti a freddo e i semi oleosi in genere) sono infatti a elevato tenore di acidi grassi insaturi, che non fanno innalzare il colesterolo e, a seconda del tipo, ne possono addirittura contrastare la formazione. L'olio d'oliva extravergine e di semi oleosi come girasole, sesamo, lino, ma anche noci, vinaccioli e soia apportano grassi insaturi che proteggono cuore e arterie.

Esistono inoltre condimenti composti da acidi grassi idrogenati (come alcuni tipi di margarina), che sono anch'essi in grado di far aumentare il colesterolo e, secondo numerosi studi scientifici, risultano dannosi per la salute. Questi sono i condimenti da evitare.

Per condire insalate, contorni, primi e secondi piatti in modo sano senza ricorrere ai grassi basta un pizzico di fantasia. Per esempio, puoi usare lo yogurt anziché la panna. Se sei in sovrappeso o se hai il colesterolo alto, la panna ottenuta dal latte vaccino non è indicata. Puoi sostituirla anche nei dolci, così come nelle preparazioni salate (risotti, sughi ecc.) con una pari quantità di yogurt naturale magro di tipo denso che fornisce solo 36 kcal per 100 g contro le 270-450 kcal della panna per la stessa quantità di prodotto.

Per cambiare i tuoi condimenti, puoi optare anche per il burro di soia senza grassi idrogenati. Ottimo su tartine, per condire le insalate (anche mescolato allo yogurt) e utile per fare i dolci.

L'olio di semi di lino è molto salutare e bastano due cucchiaini al giorno, da usare a crudo, per regolarizzare l'intestino. Puoi usare anche i semi, fino a un cucchiaio al giorno da spolverizzare su insalate, risotti ecc.

Per sostituire il classico condimento con olio d'oliva, puoi scegliere l'aceto, il succo di agrumi (primo tra tutti quello di limone), erbe aromatiche e spezie, che arrivano in tuo soccorso per dare sapore a zero calorie.

Ecco alcune semplici ricette per condimenti gustosi e con pochissime calorie.

Prova ad unire 2 cucchiai di yogurt magro, mezzo cucchiaio di senape e un cucchiaio di aceto balsamico. Questa salsa è ideale per verdure e pesce, e contiene solo 15 kcal.

Unisci un cucchiaio di aceto di mele, un pizzico di sale e una presa di erbe aromatiche. Zero calorie e ci puoi condire verdure, carni lessate, insalate di pasta o di riso.

Un cucchiaino di pasta di acciughe, 2 cucchiaini di trito d'aglio e prezzemolo e un cucchiaino di aceto di riso apportano 10 kcal ed il mix è ottimo per condire cereali, bolliti, pesci al forno o arrostiti.

Per quanto riguarda le erbe, timo, maggiorana, menta, rosmarino e salvia sono digestivi e disintossicanti. Sono ideali per ogni genere di piatto, anche per le macedonie e alcuni dolci. Una presa di questo mix di erbe essiccate a pranzo e una a cena per almeno un mese aiutano a eliminare le tossine e i grassi accumulati a causa di errori alimentari e stress.

75. Studiare il corpo umano e il suo funzionamento

Al giorno d'oggi, con informazioni e conoscenza gratuita su internet a portata di tutti, l'ignoranza è una scelta. Puoi leggere, imparare e scoprire nuove cose ogni giorno della tua vita grazie al web. Tra queste, una delle più importanti per la tua salute è la conoscenza del corpo umano e del suo funzionamento. Se vuoi cambiare il tuo corpo, devi prima capirlo a fondo.

Come descrivere il corpo umano se non paragonandolo ad una macchina? Così come in un qualsiasi macchinario ogni ingranaggio lavora in funzione di tutti gli altri, nel nostro corpo ogni cellula, ogni nervo e ogni organo lavora per rendere efficiente la macchina nella sua totalità. È affascinante come tutto al nostro interno sia collegato: abbiamo un cuore che pompa il sangue facendolo arrivare ovunque esso serva; siamo forniti di reni, che purificano il sangue espellendo le sostanze di scarto attraverso l'urina; abbiamo organi preposti a fornirci tutta l'energia di cui abbiamo bisogno al fine di svolgere le classiche attività quotidiane e, quando serve, per spingerci anche oltre i nostri limiti.

Costantemente minacciato da agenti esterni, il corpo ogni giorno lotta per sopravvivere, per preservare le proprie peculiarità al fine di far funzionare ogni parte a favore del tutto: siamo circondati da batteri e virus che possono attaccarci in ogni momento attraverso la pelle, la respirazione o quello che mangiamo; il corpo lotta e guarisce dalle malattie più varie, resiste alle minacce senza che, sul piano cosciente, l'essere umano si accorga di nulla.

Per liberarti dalla schiavitù delle mode e dei trend, per capire i principi che stanno alla base della vita e del corpo umano, per comprendere il meccanismo del dimagrimento e del benessere... spendi un po' di tempo per studiare il corpo umano. Tu sei il tuo corpo: non so cosa accadrà nell'aldilà, ma in questa vita siamo legati indissolubilmente a lui e dobbiamo rispettarlo e preservarlo per vivere bene. E per fare ciò, è indispensabile conoscerlo a fondo.

76. Lasciarsi aiutare dalle App

Al giorno d'oggi viviamo immersi nella tecnologia e portiamo sempre il nostro cellulare insieme a noi. Perché non sfruttare allora qualche applicazione per smartphone per dimagrire? Ecco 10 app che possono aiutarti nell'intento.

Fitocracy (gratis)

Si tratta di un gioco di ruolo che ci aiuta a tornare in forma: è possibile sbloccare obiettivi e guadagnare punti per realizzare piani di allenamento e raggiungere i nostri obiettivi di fitness. Si possono sfidare anche le altre persone che utilizzano la stessa app.

RunKeeper (gratis)

Se vuoi dimagrire con la corsa, invece di comprare un costoso orologio GPS, puoi scaricare RunKeeper, un grande strumento per il monitoraggio dei percorsi e delle attività che utilizza le funzionalità GPS sul nostro cellulare. È inoltre possibile tenere traccia dei tuoi progressi, condividere i risultati con gli amici, integrare la musica dell'iPod con l'applicazione, geo-etichettare le foto durante la corsa e altro ancora.

Lose It! (gratis)

Si tratta di un'applicazione gratuita per iPhone, che consente di monitorare l'apporto calorico giornaliero così come le calorie bruciate durante gli allenamenti. È possibile monitorare il tuo peso e impostare gli obiettivi calorici giornalieri. Si può anche utilizzare la fotocamera dell'iPhone per eseguire la scansione di codici a barre sui prodotti alimentari che saranno inseriti automaticamente nel tuo diario.

Gain Fitness (gratis)

Si propone come il tuo trainer digitale personale. L'applicazione crea un allenamento personalizzato sul tuo tempo a disposizione e in base alle attrezzature che hai a disposizione. Dopo aver pianificato l'allenamento, potrai tenere traccia dei progressi fatti attraverso un'apposita agenda.

Nike + GPS (1.59 euro)

Utilizza la funzione GPS per tenere traccia delle tue corse: è simile a RunKeeper, ma è molto più utile per la corsa. Puoi visualizzare le corse sulla mappa, condividere sui social quando si è completato un percorso, tenere traccia delle calorie bruciate e ottenere un feedback vocale durante la corsa.

Fitbit attività e Calorie Tracker (gratis)

Con questa applicazione è possibile monitorare l'assunzione di cibo e monitorare il proprio peso, l'assunzione di acqua e l'attività aggiuntiva non rintracciata da Fitbit.

Nexercise (gratis)

Permette di guadagnare punti "esperienza" e premi, sfidando ed interagendo con la comunità Nexercise. Tiene traccia solo della tua attività fisica e supporta più di 90 esercizi diversi.

Weightbot (1,59 euro)

Ti permette di inserire il peso e calcolare il tuo indice di massa grassa, visualizzare il peso su una timeline e anche visualizzare i tuoi obiettivi di peso.

Calorie Counter & Diet Tracker (gratis)

Un'altra app affidabile per il monitoraggio del tuo apporto calorico e per controllare il peso. È possibile seguire gli alimenti che hai mangiato e in quale momento. Secondo MyFitnessPal (i creatori dell'app), Calorie Counter and Diet Tracker è il più grande database di cibo per iPhone. L'applicazione dispone anche di uno scanner di codici a barre per la scansione in etichette nutrizionali dei cibi.

Noom (gratis)

Quest'app terrà sott'occhio tutti i fattori che possono influire sulla perdita di peso: potrai infatti registrare i tuoi pasti, controllando le calorie assunte e la presenza di cibi sani al loro interno, monitorare l'attività fisica svolta durante la giornata e tenere traccia dell'andamento del tuo peso.

77. Dare il buon esempio ai propri figli

Se hai dei bambini, dare loro il buon esempio può diventare una motivazione in più per te per intraprendere uno stile di vita più sano. Non c'è bisogno di fare grandi cose, bastano piccoli gesti quotidiani. Uno di questi è mangiare regolarmente frutta e verdura di fronte ai tuoi figli. Ciò significa dimostrare il proprio amore per le verdure, cucinarle con passione costantemente ad ogni pasto, variando la dieta con nuove ricette.

I genitori che danno sempre il buon esempio bevono acqua a tavola di fronte ai figli, e li educano sull'importanza dell'idratazione. Ovviamente il vino a tavola è permesso ai "grandi". Ma sul tavolo e durante il resto della giornata niente bibite gassate: solo acqua!

Si fanno vedere fare movimento, andando in palestra o al corso del mercoledì sera. Si fanno vedere mentre seguono un dvd di ginnastica da fare in casa, si fanno vedere sudati quando tornano da una corsa al parco o da una partita a calcio con i colleghi. Trasmettono una vera e propria cultura sportiva ai loro figli, parlando di sport come un qualcosa di bello e che fa bene, che fa crescere sani e forti. Portano i figli al parco quando il tempo lo permette e li accompagnano nell'apprendimento: salire sulle scale, sulle rampe, sulle corde, fare le capriole, l'attraversata appesi per aria, eccetera. D'inverno li portano a un corso settimanale o in piscina la domenica mattina. E poi, parlano di bambini amici che fanno sport e ne parlano bene, lodando questa passione e impegno.

Per dare il buon esempio, giocano insieme ai propri figli. Si sdraiano, fanno la lotta, il solletico, la gara di corsa (che poi però perdono matematicamente), costruiscono, disfano, saltano e ballano CON i loro figli.

I genitori di oggi si fanno mille domande su tutto, compresa l'alimentazione e la cultura dello sport. Nulla è scontato oggi nell'apprendimento. Forse dobbiamo metterci un pizzico d'attenzione in più, ma i risultati di questi cinque punti saranno fruttuosi per la *loro* vita.

Conclusione

Congratulazioni! Ora conosci le 77 abitudini per dimagrire e vivere una vita più sana. È arrivato il momento di cambiare stile di vita, una volta per tutte. Sono sicura che ce la farai: grazie a questo libro, avrai una guida sempre a portata di mano, da consultare nei momenti di difficoltà.

Ora non ti resta che scegliere una manciata di abitudini su cui concentrarti, e impegnati per acquisirle. Una volta consolidate nella tua vita, potrai concentrarti su altre abitudini, fino a cambiare completamente il tuo stile di vita. Questo cambiamento è un processo, un lungo viaggio, quindi prepara le valigie e pensa a lungo termine: non puoi fare miracoli in una settimana!

Grazie ancora per aver acquistato questo libro. Spero ti possa essere utile anche in futuro, lungo il tuo percorso verso una vita più sana e felice. Se ti è piaciuto, perché non mi fai sapere la tua opinione lasciando una recensione su Amazon.it? Adoro leggere le opinioni dei miei lettori e spero sempre che i miei consigli siano utili per cambiare le loro vite.

In caso ti interessi, nelle prossime pagine troverai una piccola descrizione dei miei libri, che puoi trovare su Amazon.it. Nel corso dell'anno, hanno aiutato centinaia di persone a dimagrire e a vivere in salute, quindi spero possano fare lo stesso anche per te.

Ti auguro di avere sempre la forza e la determinazione per raggiungere i tuoi obiettivi. Buona fortuna!

A presto,

Roberta

Gli Altri Libri Di Roberta Ricci

Dimagrire Camminando: Come Perdere Peso Senza Dieta E Stare In Salute Con 10'000 Passi Al Giorno

Bestseller #1 su Amazon!

Dimagrire camminando è possibile... basta sapere come farlo!

Se cerchi un modo economico, facile e divertente per dimagrire velocemente e senza dieta, allora camminare fa per te. Questo semplice sport potrà farti consumare molte calorie e apporterà grandi benefici alla tua salute, se eseguito correttamente. In questo libro ti mostrerò i miei programmi di allenamento preferiti, dandoti consigli sull'esecuzione della tecnica, sull'alimentazione da tenere e sull'abbigliamento da indossare, per ottenere il massimo dei risultati.

Ti svelerò i miei segreti per mantenere sempre una mentalità positiva, per rimanere fedele al programma d'allenamento e per raggiungere costantemente i tuoi obiettivi, superando i limiti e gli ostacoli lungo il tuo percorso verso la salute. Camminare può davvero cambiare in meglio le tue giornate e dirigere la tua vita per il verso giusto!

Ciò che rende questa attività così speciale è che può essere praticata da **CHIUNQUE**.

Anche se non sei un soggetto allenato, grazie a questa guida potrai imparare i fondamenti e le basi che ti condurranno verso un dimagrimento duraturo. I programmi di allenamento, appositamente ideati con diversi livelli di intensità e per persone con diversi gradi di esperienza, ti accompagneranno durante il tuo viaggio da principiante ad esperto, offrendoti spunti sempre nuovi e divertenti.

"Dimagrire Camminando" è la tua grande occasione per metterti in gioco e per mostrare quanto vali, migliorando la qualità della tua vita!

Ecco un'anteprima di ciò che imparerai nella NUOVA VERSIONE BESTSELLER di *Dimagrire Camminando*...

Tutti i più grandi benefici del camminare, di cui presto potrai finalmente godere!

Quali scarpe e abbigliamento scegliere, per ottenere i migliori risultati spendendo poco.

La sfida dei 10'000 passi al giorno, per perdere peso e stare in salute senza dieta!

Consigli sull'alimentazione: cosa mangiare e bere prima, durante e dopo l'allenamento.

I migliori cibi brucia-grassi che puoi aggiungere alla tua dieta, per risultati ancora più veloci e duraturi!

La tecnica di camminata migliore per ottenere risultati in modo rapido ed efficace, evitando comuni infortuni.

Consigli e precauzioni per gli over 50!

Camminare al mattino o di sera? Le differenze tra le stagioni, benefici e svantaggi!

I più diffusi errori dei principianti: come evitare di farsi male e di risultare ridicoli agli occhi altrui!

Clicca qui per saperne di più: http://amzn.to/1IcQSLf

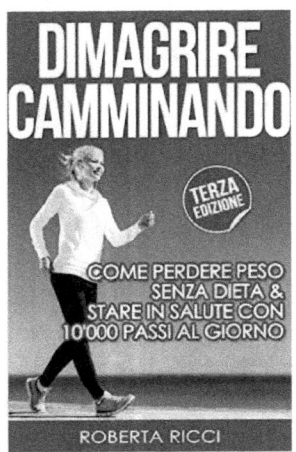

Miele: Come Dimagrire Senza Dieta, Stare Bene e Aumentare la Bellezza con Rimedi Naturali

In questo libro, potrai scoprire gli immensi benefici che il miele può portare nella tua vita. Non importa quale sia il tuo obiettivo: sia che tu voglia perdere peso o aumentare la tua bellezza in modo naturale, questo magnifico prodotto della natura può aiutarti.

In questa guida pratica, troverai ricette e consigli su come implementare il miele nella tua alimentazione quotidiana per riuscire finalmente a dimagrire senza sforzo e senza dieta; troverai indicazioni su come produrre nella comodità di casa tua balsami, creme e maschere per ringiovanire la tua pelle, curare l'acne o rendere più brillanti e attraenti i tuoi capelli.

Puoi trovarlo cliccando su questo link:
http://amzn.to/1BSDNqg

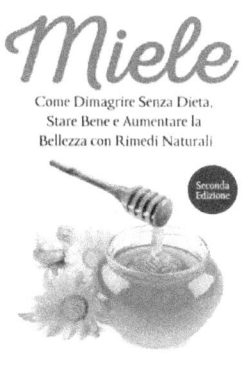

Dimagrire Per L'Estate: Cibi ed Esercizi Per Gambe e Glutei Perfetti Con Soli 15 Minuti al Giorno

In questa guida completa ti rivelerò i miei segreti per ottenere gambe e glutei tonici, dedicando soltanto 15 minuti ai tuoi allenamenti. Se stai cercando un modo semplice e divertente di perdere quei kg di troppo, che non vorresti portare con te in spiaggia quest'estate... allora questo libro ti sarà molto utile!

I glutei sono muscoli importanti da allenare se hai intenzione di costruire un fisico bilanciato, perché sono fondamentali esteticamente (soprattutto per le donne!) ed essendo solitamente trascurati, ti permettono di bruciare molte calorie quando vengono sottoposti a uno sforzo.

Questo guida ti aiuterà ad allenare questa particolare parte del tuo corpo, senza aver bisogno di una palestra, di equipaggiamenti costosi o di una stanza molto spaziosa.

Al suo interno troverai un elenco dei migliori esercizi per tonificare e rassodare le tue gambe, con spiegazioni dettagliate e accompagnate da immagini chiare e comprensibili, anche dai meno esperti.

Inoltre, la lista di cibi in grado di aiutarti a bruciare il grasso corporeo ti darà una mano durante questa tua nuova avventura, verso un fisico bilanciato, tonico e che verrà certamente notato in spiaggia durante l'estate!

Puoi trovarlo cliccando su questo link:
http://amzn.to/1eCaalG

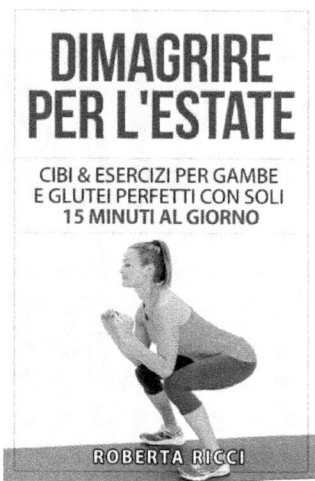

Succhi: Estratti, Centrifugati e Frullati Freschi di Frutta e Verdura - Dimagrire, Disintossicarsi e Prevenire Con Gusto

Se stai cercando una soluzione semplice e veloce per saziare la tua fame combattendo il calore estivo, facendo una ricarica di nutrienti, antiossidanti ed enzimi, allora "Succhi: Estratti, Centrifugati e Frullati" è il libro per te.

Se non sai con certezza quale macchinario acquistare, qui troverai informazioni utili e una lista delle differenze tra estrattori di succo a freddo, centrifughe e frullatori, che potranno guidarti all'acquisto dello strumento adatto a te.

Potrai scoprire le incredibili qualità dei succhi verdi, divenuti famosi negli USA grazie al Dr. Max Gerson e al suo omonimo metodo per curare se stesso e i suoi pazienti dal cancro.

Se hai intenzione di intraprendere la sana abitudine di bere almeno un succo fresco di frutta e verdura al giorno ma non conosci ricette e ingredienti, in questo libro potrai trovare più di 30 ricette originali e gustose, perfette per ogni stagione dell'anno!

Puoi trovarlo cliccando su questo link:
http://amzn.to/1NaNi8b

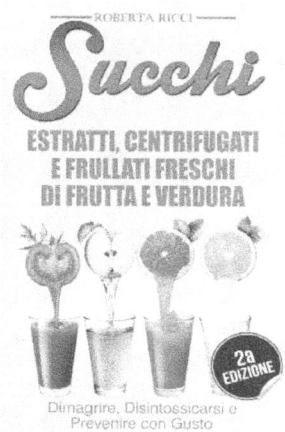

www.ingramcontent.com/pod-product-compliance
Lightning Source LLC
Chambersburg PA
CBHW060622290526
45793CB00001B/108